中医传世经典诵读本

金匮要略

汉·张仲景◎著

U0297431

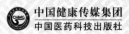

中国健康传媒集团
中国医药科技出版社

图书在版编目(CIP)数据

金匮要略/(汉)张仲景著.—北京：中国医药科技
出版社，2016.5
（中医传世经典诵读本）
ISBN 978－7－5067－8282－1

Ⅰ.①金…　Ⅱ.①张…　Ⅲ.①《金匮要略方论》

Ⅳ.①R222.3

中国版本图书馆 CIP 数据核字(2016)第 041765 号

美术编辑　陈君杞
版式设计　锋尚设计
出版　**中国健康传媒集团**│**中国医药科技出版社**
地址　北京市海淀区文慧园北路甲 22 号
邮编　100082
电话　发行：010－62227427　邮购：010－62236938
网址　www.cmstp.com
规格　880×1230mm $\frac{1}{64}$
印张　2$\frac{1}{2}$
字数　70 千字
版次　2016 年 5 月第 1 版
印次　2020 年 3 月第 5 次印刷
印刷　三河市百盛印装有限公司
经销　全国各地新华书店
书号　ISBN 978－7－5067－8282－1
定价　**10.00 元**

获取新书信息、投稿、
为图书纠错，请扫码
联系我们。

内容提要

《金匮要略》，简称《金匮》，为东汉·张仲景撰，原名《伤寒杂病论》，后流散。经后人多次收集整理，辑成《伤寒论》与《金匮要略》两书。本书是我国现存最早的一部研究诸科疾病的专书，开创了理、法、方、药的辨证论治体系，被古今医家赞誉为方书之祖，医方之经，治疗"杂病"的典范。为中医学的形成发展奠定了基础。

本书"因繁就简，开示来学"，不做考证，不做白话译注，全书版面层次清晰，便于阅读。是中医院校师生及临床工作者必备的中医经典书籍。

金匮要略方论序

　　张仲景为《伤寒杂病论》合十六卷，今世但传《伤寒论》十卷，杂病未见其书，或于诸家方中载其一二矣。翰林学士王洙在馆阁日，于蠹简中得仲景《金匮玉函要略方》三卷：上则辨伤寒，中则论杂病，下则载其方，并疗妇人，乃录而传之士流，才数家耳。尝以对方证对者，施之于人，其效若神。然而或有证而无方，或有方而无证，救疾治病，其有未备。国家诏儒臣校正医书，臣奇先校定《伤寒论》，次校定《金匮玉函经》，今又校成此书，仍以逐方次于证候之下，使仓卒之际，便于检用也。又采散在诸家之方，附于逐篇之末，以广其法。以其伤寒文多节略，故断自杂病以下，终于饮食禁忌，凡二十五篇，除重复，合二百六十二方，勒成上、中、下三卷，依旧名曰：《金匮方论》。臣奇尝读《魏志·华佗传》

金匮要略

云：出书一卷曰"此书可以活人"。每观华佗凡所疗病，多尚奇怪，不合圣人之经。臣奇谓活人者，必仲景之书也。大哉！炎农圣法，属我盛旦，恭惟主上丕承大统，抚育元元，颁行方书，拯济疾苦，使和气盈溢而万物莫不尽和矣。

太子右赞善大夫臣高保衡
尚书都官员外郎臣孙奇
尚书司封郎中充秘阁校理臣林亿等传上

目　录

金匮要略

金匮要略

金匮要略

脏腑经络先后病脉证第一

问曰：上工治未病，何也？师曰：夫治未病者，见肝之病，知肝传脾，当先实脾，四季脾旺不受邪，即勿补之；中工不晓相传，见肝之病，不解实脾，惟治肝也。夫肝之病，补用酸，助用焦苦，益用甘味之药调之。酸入肝，焦苦入心，甘入脾。脾能伤肾，肾气微弱，则水不行；水不行，则心火气盛；心火气盛则伤肺，肺被伤，则金气不行；金气不行，则肝气盛。故实脾，则肝自愈。此治肝补脾之要妙也。肝虚则用此法，实则不在用之。（1）

《经》曰："虚虚实实，补不足，损有余"，是其义也。余脏准此。

夫人禀五常，因风气而生长，风气虽能生万物，亦能害万物，如水能浮舟，亦能覆舟。若五脏元真通畅，人即安和。客气邪风，中人多死。千般疢难，不越三条：一者，经络受邪，入脏腑，为内所因也；二者，四肢九窍，血脉相传，壅塞不通，为外皮肤所中也；三者，房室、金刃、虫兽所伤。以此详之，病由都尽。若人能养慎，不令邪风干忤经络；适中经络，未流传脏腑，即医治之。四肢才觉重滞，即导引、吐纳、针灸、膏摩，勿令九窍闭塞；更能无犯王法，禽兽灾伤，房室勿令竭乏，服食节其冷、热、苦、酸、辛、甘，不遗形体有衰，病则无由入其腠理。腠者，是三焦通会元真之处，为血气所注；理者，是皮肤脏腑之纹理也。(2)

问曰：病人有气色见于面部，愿闻其说。师曰：鼻头色青，腹中痛，苦冷者死；鼻头色微黑者，有水气；色黄者，胸上有寒；色白者，亡血也，设微赤非时者，死；其目正圆者，痉，不治。又，色青为痛，色黑为劳，色赤为风，色黄者便难，色鲜明者，有留饮。(3)

师曰：病人语声寂然、喜惊呼者，骨节间病；语声喑喑然不彻者，心膈间病；语声啾啾然细而长者，头中病。(4)

师曰：息摇肩者，心中坚；息引胸中上气者，咳；息张口短气者，肺痿唾沫。(5)

师曰：吸而微数，其病在中焦，实也，当下之即愈；虚者不治。在上焦者，其吸促；在下焦者，其吸

远，此皆难治。呼吸动摇振振者，不治。(6)

师曰：寸口脉动者，因其旺时而动，假令肝旺色青，四时各随其色。肝色青而反色白，非其时色脉，皆当病。(7)

问曰：有未至而至，有至而不至，有至而不去，有至而太过，何谓也？师曰：冬至之后，甲子夜半少阳起，少阳之时，阳始生，天得温和。以未得甲子，天因温和，此为未至而至也；以得甲子，而天未温和，为至而不至也；以得甲子，而天大寒不解，此为至而不去也；以得甲子，而天温如盛夏五六月时，此为至而太过也。(8)

师曰：病人脉浮者在前，其病在表；浮者在后，其病在里，腰痛背强不能行，必短气而极也。(9)

问曰：《经》云："厥阳独行"，何谓也？师曰：此为有阳无阴，故称厥阳。(10)

问曰：寸脉沉大而滑，沉则为实，滑则为气，实气相搏，血气入脏即死，入腑即愈，此为卒厥，何谓也？师曰：唇口青，身冷，为入脏即死；如身和，汗自出，为入腑即愈。(11)

问曰：脉脱入脏即死，入腑即愈，何谓也？师曰：

非为一病，百病皆然。譬如浸淫疮，从口起流向四肢者可治，从四肢流来入口者不可治；病在外者可治，入里者即死。(12)

问曰：阳病十八，何谓也？师曰：头痛、项、腰、脊、臂、脚掣痛。阴病十八，何谓也？师曰：咳、上气、喘、哕、咽、肠鸣、胀满、心痛、拘急。五脏病各有十八，合为九十病，人又有六微，微有十八病，合为一百八病，五劳、七伤、六极，妇人三十六病，不在其中。清邪居上，浊邪居下，大邪中表，小邪中里，馨饪之邪，从口入者，宿食也。五邪中人，各有法度，风中于前，寒中于暮，湿伤于下，雾伤于上，风令脉浮，寒令脉急，雾伤皮腠，湿流关节，食伤脾胃，极寒伤经，极热伤络。(13)

问曰：病有急当救里救表者，何谓也？师曰：病，医下之，续得下利，清谷不止，身体疼痛者，急当救里；后身体疼痛，清便自调者，急当救表也。(14)

夫病痼疾加以卒病，当先治其卒病，后乃治其痼疾也。(15)

师曰：五脏病各有所得者，愈；五脏病各有所恶，

各随其所不喜者,为病。病者素不应食,而反暴思之,必发热也。(16)

夫诸病在脏,欲攻之,当随其所得而攻之,如渴者,与猪苓汤。余皆仿此。(17)

痉湿暍病脉证治第二

太阳病，发热无汗，反恶寒者，名曰刚痉。(1)

太阳病，发热汗出，而不恶寒，名曰柔痉。(2)

太阳病，发热，脉沉而细者，名曰痉，为难治。(3)

太阳病，发汗太多，因致痉。(4)

夫风病，下之则痉，复发汗，必拘急。(5)

疮家虽身疼痛，不可发汗，汗出则痉。(6)

病者身热足寒，颈项强急，恶寒，时头热，面赤，目赤，独头动摇，卒口噤，背反张者，痉病也。若发其汗者，寒湿相得，其表益虚，即恶寒甚。发其汗已，其脉如蛇。(7)

暴腹胀大者，为欲解。脉如故，反伏弦者，痉。(8)

夫痉脉，按之紧如弦，直上下行。(9)

痉病有灸疮，难治。(10)

太阳病，其证备，身体强，几几然，脉反沉迟，此为痉，栝楼桂枝汤主之。(11)

栝楼桂枝汤方

　　栝楼根二两　　桂枝三两　　芍药三两　　甘草二两

　　生姜三两　　大枣十二枚

　　上六味，以水九升，煮取三升，分温三服，取微汗。汗不出，食顷，啜热粥发之。

　　太阳病，无汗而小便反少，气上冲胸，口噤不得语，欲作刚痉，葛根汤主之。(12)

葛根汤方

　　葛根四两　　麻黄三两（去节）　　桂枝二两（去皮）　　芍药二两　　甘草二两（炙）　　生姜三两　　大枣十二枚

　　上七味，㕮咀，以水一斗，先煮麻黄、葛根，减二升，去沫；内诸药，煮取三升，去滓。温服一升，覆取微似汗，不须啜粥。余如桂枝汤法将息及禁忌。

　　痉为病，胸满，口噤，卧不着席，脚挛急，必齘齿，可与大承气汤。(13)

大承气汤方

　　大黄四两（酒洗）　　厚朴半斤（炙去皮）　　枳实五枚（炙）

芒硝三合

上四味，以水一斗，先煮二物，取五升，去滓；内大黄，煮取二升，去滓；内芒硝，更上火微一二沸，分温再服，得下止服。

太阳病，关节疼痛而烦，脉沉而细者，此名湿痹。湿痹之候，小便不利，大便反快，但当利其小便。(14)

湿家之为病，一身尽疼，发热，身色如熏黄也。(15)

湿家，其人但头汗出，背强，欲得被覆向火。若下之早则哕，或胸满，小便不利，舌上如胎者，以丹田有热，胸上有寒，渴欲得饮而不能饮，则口燥烦也。(16)

湿家，下之，额上汗出，微喘，小便利者，死；若下利不止者，亦死。(17)

风湿相搏，一身尽疼痛，法当汗出而解，值天阴雨不止，医云：此可发汗，汗之病不愈者，何也？盖发其汗，汗大出者，但风气去，湿气在，是故不愈也。若治风湿者，发其汗，但微微似欲汗者，风湿俱去也。(18)

湿家病，身疼发热，面黄而喘，头痛，鼻塞而烦，其脉大，自能饮食，腹中和，无病；病在头，中寒湿，故鼻塞，内药鼻中则愈。(19)

湿家身烦疼，可与麻黄加术汤发其汗为宜，慎不可以火攻之。(20)

麻黄加术汤方

麻黄三两（去节）　桂枝二两（去皮）　甘草一两（炙）

杏仁七十个（去皮尖）　白术四两

上五味，以水九升，先煮麻黄，减二升，去上沫，内诸药，煮取二升半，去滓。温服八合，覆取微似汗。

病者一身尽疼，发热，日晡所剧者，名风湿。此病伤于汗出当风，或久伤取冷所致也。可与麻黄杏仁薏苡甘草汤。(21)

麻黄杏仁薏苡甘草汤方

麻黄（去节）半两（汤泡）　甘草一两（炙）　薏苡仁半两　杏仁十个（去皮尖，炒）

上剉麻豆大，每服四钱匕，水盏半，煮八分，去滓。温服，有微汗，避风。

风湿，脉浮，身重，汗出恶风者，防己黄芪汤主之。(22)

防己黄芪汤方

防己一两　甘草半两（炒）　白术七钱半　黄芪一两一
分（去芦）

上剉麻豆大，每抄五钱匕，生姜四片，大枣一
枚，水盏半，煎八分，去滓。温服，良久再服。
喘者，加麻黄半两；胃中不和者，加芍药三分；
气上冲者加桂枝三分；下有陈寒者，加细辛三
分。服后当如虫行皮中，从腰下如冰，后坐被
上，又以一被绕腰以下，温令微汗，瘥。

伤寒八九日，风湿相搏，身体疼烦，不能自转侧，
不呕不渴，脉浮虚而涩者，桂枝附子汤主之；若大便
坚，小便自利者，去桂加白术汤主之。(23)

桂枝附子汤方

桂枝四两（去皮）　生姜三两（切）　附子三枚（炮去皮，
破八片）　甘草二两（炙）　大枣十二枚（擘）

上五味，以水六升，煮取二升，去滓。分温三服。

白术附子汤方

白术二两　附子一枚半（炮去皮）　甘草一两（炙）

生姜一两半（切）　　大枣六枚

上五味，以水三升，煮取一升，去滓，分温三服。一服觉身痹，半日许再服。三服都尽，其人如冒状，勿怪，即是术、附并走皮中，逐水气，未得除故耳。

风湿相搏，骨节疼烦，掣痛不得屈伸，近之则痛剧，汗出短气，小便不利，恶风，不欲去衣，或身微肿者，甘草附子汤主之。（24）

甘草附子汤方

甘草二两（炙）　　白术二两　　附子二枚（炮，去皮）

桂枝四两（去皮）

以上四味，以水六升，煮取三升，去滓。温服一升，日三服，初服得微汗则解，能食，汗出复烦者，服五合。恐一升多者，服六七合为妙。

太阳中暍，发热恶寒，身重而疼痛，其脉弦细芤迟。小便已，洒洒然毛耸，手足逆冷；小有劳，身即热，口开，前板齿燥。若发其汗，则其恶寒甚；加温针，则发热甚；数下之，则淋甚。（25）

太阳中热者，暍是也。汗出恶寒，身热而渴，白虎加人参汤主之。(26)

白虎加人参汤方

知母六两　石膏一斤（碎）　甘草二两　粳米六合

人参三两

上五味，以水一斗，煮米熟汤成，去滓。温服一升，日三服。

太阳中暍，身热疼重，而脉微弱，此以夏月伤冷水，水行皮中所致也。一物瓜蒂汤主之。(27)

一物瓜蒂汤方

瓜蒂二十个

上剉，以水一升，煮取五合，去滓。顿服。

百合狐蟚阴阳毒病脉证治第三

论曰：百合病者，百脉一宗，悉致其病也。意欲食复不能食，常默默，欲卧不能卧，欲行不能行；欲饮食，或有美时，或有不用闻食臭时；如寒无寒，如热无热；口苦，小便赤；诸药不能治，得药则剧吐利，如有神灵者，身形如和，其脉微数。每溺时头痛者，六十日乃愈；若溺时头不痛，淅然者，四十日愈；若溺快然，但头眩者，二十日愈。其证或未病而预见，或病四五日而出，或病二十日、或一月微见者，各随证治之。(1)

百合病发汗后者，百合知母汤主之。(2)

百合知母汤方

百合七枚（擘）　知母三两（切）

上先以水洗百合，渍一宿，当白沫出，去其水，更以泉水二升，煎取一升，去滓；别以泉水二升煎知母，取一升，去滓；后合和，煎取一升五合。分温再服。

百合病，下之后者，滑石代赭汤主之。(3)

滑石代赭汤方

百合七枚（擘） 滑石三两（碎，绵裹） 代赭石如弹

九大一枚（碎，绵裹）

上先以水洗百合，渍一宿，当白沫出，去其
水，更以泉水二升，煎取一升，去滓；别以泉
水二升煎滑石、代赭、取一升，去滓；后合和
重煎，取一升五合，分温服。

百合病，吐之后者，用后方主之。(4)

百合鸡子黄汤方

百合七枚（擘） 鸡子黄一枚

上先以水洗百合，渍一宿，当白沫出，去其
水，更以泉水二升，煎取一升，去滓；内鸡子
黄，搅匀，煎五分，温服。

百合病，不经吐、下、发汗、病形如初者，百合地
黄汤主之。(5)

百合地黄汤方

百合七枚（擘） 生地黄汁一升

上以水洗百合，渍一宿，当白沫出，去其水，更以泉水二升，煎取一升，去滓，内地黄汁，煎取一升五合，分温再服。中病，勿更服。大便常如漆。

百合病一月不解，变成渴者，百合洗方主之。(6)

百合洗方

上以百合一升，以水一斗，渍之一宿，以洗身。洗已，食煮饼，勿以盐、豉也。

百合病，渴不差者，用后方主之。（7）

栝楼牡蛎散方

栝楼根　牡蛎（熬）等分

上为细末，饮服方寸匕，日三服。

百合病变发热者，百合滑石散主之。（8）

百合滑石散方

百合一两（炙）　滑石三两

上为散，饮服方寸匕，日三服。当微利者，止服，热则除。

百合病见于阴者，以阳法救之；见于阳者，以阴法救之。见阳攻阴，复发起汗，此为逆；见阴攻阳，乃复下之，此亦为逆。（9）

狐蟚之为病，状如伤寒，默默欲眠，目不得闭，卧起不安，蚀于喉为蟚，蚀于阴为狐，不欲饮食，恶闻食臭，其面目乍赤、乍黑、乍白。蚀于上部则声喝，甘草泻心汤主之。（10）

甘草泻心汤方

甘草四两　黄芩三两　人参三两　干姜三两　黄连一两　大枣十二枚　半夏半升

上七味，水一斗，煮取六升，去滓，再煎。温服一升，日三服。

蚀于下部则咽干，苦参汤洗之。（11）

苦参汤方

苦参一升，以水一斗，煎取七升，去渣，熏洗，日三服。

蚀于肛者，雄黄熏之。（12）

雄黄熏方

雄黄

上一味为末，筒瓦二枚合之，烧，向肛熏之。

病者脉数，无热，微烦，默默但欲卧，汗出，初得之三四日，目赤如鸠眼；七八日，目四眦黑。若能食者，脓已成也，赤豆当归散主之。（13）

赤小豆当归散方

赤小豆三升（浸，令芽出，曝干）　当归

上二味，杵为散。浆水服方寸匕，日三服。

阳毒之为病，面赤斑斑如锦纹，咽喉痛，唾脓血。五日可治，七日不可治，升麻鳖甲汤主之。(14)

阴毒之为病，面目青，身痛如被杖，咽喉痛。五日可治，七日不可治，升麻鳖甲汤去雄黄、蜀椒主之。(15)

升麻鳖甲汤方

升麻二两　当归一两　蜀椒（炒去汗）一两　甘草二两　雄黄半两（研）　鳖甲手指大一片（炙）

上六味，以水四升，煮取一升，顿服之，老小再服。取汗。

疟病脉证并治第四

师曰：疟脉自弦，弦数者多热；弦迟者多寒。弦小紧者下之差，弦迟者可温之，弦紧者可发汗、针灸也，浮大者可吐之，弦数者风发也，以饮食消息止之。（1）

病疟，以月一日发，当以十五日愈，设不差，当月尽解；如其不差，当云何？师曰：此结为癥瘕，名曰疟母。急治之，宜鳖甲煎丸。（2）

鳖甲煎丸方

鳖甲十二分（炙）　乌扇三分（烧）　黄芩三分　柴胡六分　鼠妇三分（熬）　干姜三分　大黄三分　芍药五分　桂枝三分　葶苈一分（熬）　石韦三分（去毛）　厚朴三分　牡丹五分（去心）　瞿麦二分　紫葳三分　半夏一分　人参一分　䗪虫五分（熬）　阿胶三分（炙）　蜂窝四分（炙）　赤硝十二分　蜣螂六分（熬）　桃仁二分

上二十三味，为末；取煅灶下灰一斗，清酒一斛五斗，浸灰；候酒尽一半，着鳖甲于中，煮令泛烂如胶漆，绞取汁。内诸药，煎为丸，如梧子大。空心服七丸，日三服。

师曰：阴气孤绝，阳气独发，则热而少气烦冤，手足热而欲呕，名曰瘅疟。若但热不寒者，邪气内藏于心，名舍分肉之间，令人消铄脱肉。(3)

温疟者，其脉如平，身无寒但热，骨节疼烦，时呕，白虎加桂枝汤主之。(4)

白虎加桂枝汤方

知母六两　甘草二两（炙）　石膏一斤　粳米二合
桂枝（去皮）三两

上剉每五钱，水一盏半，煎至八分，去滓。温服，汗出，愈。

疟多寒者，名曰牝疟，蜀漆散主之。(5)

蜀漆散方

蜀漆（洗去腥）　云母（烧二日夜）　龙骨等分
上三味，杵为散。未发前，以浆水服半钱。温疟加蜀漆半分，临发时服一钱匕。

附《外台秘要》方

牡蛎汤　　治牝疟。

　　牡蛎四两（熬）　　麻黄四两（去节）　　甘草二两
蜀漆三两

　　上四味，以水八升，先煮蜀漆、麻黄，去上
沫，得六升，内诸药，煮取二升，温服一升。
若吐，则勿更服。

柴胡去半夏加栝楼根汤　　治疟疟病发渴者，亦治劳疟。

　　柴胡八两　　人参　　黄芩　　甘草各三两　　栝楼
根四两　　姜二两　　大枣十二枚

　　上七味，以水一斗二升，煮取六升；去滓，再
煎，取三升。温服一升，日二服。

柴胡桂姜汤　　治疟寒多微有热，或但寒不热。

　　柴胡半斤　　桂枝三两（去皮）　　干姜二两　　栝楼
根四两　　黄芩三两　　牡蛎三两（熬）　　甘草二两（炙）

　　上七味，以水一斗二升，煮取六升；去滓，再
煎，取三升。温服一升，日三服。初服微烦，复
服汗出便愈。

中风历节病脉证并治第五

夫风之为病，当半身不遂，或但臂不遂者，此为痹。脉微而数，中风使然。(1)

寸口脉浮而紧，紧则为寒，浮则为虚；寒虚相搏，邪在皮肤；浮者血虚，络脉空虚；贼邪不泻，或左或右；邪气反缓，正气即急，正气引邪，㖞僻不遂。邪在于络，肌肤不仁；邪在于经，即重不胜；邪入于腑，即不识人；邪入于脏，舌即难言，口吐涎。(2)

侯氏黑散 治大风，四肢烦重，心中恶寒不足者。《外台》治风癫。

菊花四十分 白术十分 细辛三分 茯苓三分

牡蛎三分 桔梗八分 防风十分 人参三分 矾石三分 黄芩三分 当归三分 干姜三分 川芎三分 桂枝三分

上十四味，杵为散。酒服方寸匕，日一服。初服二十日，温酒调服。禁一切鱼肉大蒜，常宜冷食，六十日止。即药积在腹中不下也。热食即下矣，冷食自能助药力。

寸口脉迟而缓，迟则为寒，缓则为虚，营缓则为亡血，卫缓则为中风。邪气中经，则身痒而瘾疹；心气不足，邪气入中，则胸满而短气。(3)

风引汤　除热瘫痫。

　　大黄　干姜　龙骨各四两　桂枝三两　甘草　牡蛎各二两　寒水石　滑石　赤石脂　白石脂　紫石英　石膏各六两

　　上十二味，杵，粗筛；以韦囊盛之，取三指撮，井花水三升，煮三沸。温服一升。治大人风引，少小惊痫瘛疭，日数十发，医所不疗，除热方。巢氏云：脚气宜风引汤。

防己地黄汤　治病如狂状，妄行，独语不休，无寒热，其脉浮。

　　防己一钱　桂枝三钱　防风三钱　甘草二钱

　　上四味，以酒一杯，浸之一宿，绞取汁，生地黄二斤，㕮咀，蒸之如斗米饭久，以铜器盛其汁，更绞地黄汁和。分再服。

头风摩散方

大附子一枚（炮）　盐等分

上二味为散，沐了，以方寸匕，以摩疾上，令
药力行。

寸口脉沉而弱，沉即主骨，弱即主筋，沉即为肾，
弱即为肝。汗出入水中，如水伤心，历节黄汗出，故曰
历节。（4）

趺阳脉浮而滑，滑则谷气实，浮则汗自出。（5）

少阴脉浮而弱，弱则血不足，浮则为风，风血相
搏，即疼痛如掣。（6）

盛人脉涩小，短气，自汗出，历节痛，不可屈伸，
此皆饮酒汗出，当风所致。（7）

诸肢节疼痛，身体尪羸，脚肿如脱，头眩，短气，
温温欲吐。桂枝芍药知母汤主之。（8）

桂枝芍药知母汤方

桂枝四两　芍药三两　甘草二两　麻黄二两　生
姜五两　白术五两　知母四两　防风四两　附子二
枚（炮）

上九味，以水七升，煮取二升。温服七合，日
三服。

味酸则伤筋，筋伤则缓，名曰泄。咸则伤骨，骨伤
则痿，名曰枯。枯泄相搏，名曰断泄。营气不通，卫不
独行，营卫俱微，三焦无所御，四属断绝。身体羸瘦，
独足肿大，黄汗出，胫冷；假令发热，便为历节也。(9)

病历节不可屈伸，疼痛，乌头汤主之。(10)

乌头汤方　治脚气疼痛，不可屈伸。

麻黄　芍药　黄芪各三两　甘草三两（炙）

川乌五枚（㕮咀，以蜜二升，煎取一升，即出乌头）

上五味，㕮咀四味，以水三升，煮取一升，去
滓。内蜜煎中，更煎之。服七合。不知，尽
服之。

矾石汤　治脚气冲心。

矾石二两

上一味，以浆水一斗五升，煎三五沸，浸
脚良。

《古今录验》续命汤　治中风痱，身体不能自收持，口

不能言，冒昧不知痛处，或拘急不得转侧。

麻黄　桂枝　当归　人参　石膏　干姜　甘草各三两　川芎一两五钱　杏仁四十枚

上九味，以水一斗，煮取四升。温服一升，当小汗，薄覆脊，凭几坐，汗出则愈，不汗，更服。

无所禁，勿当风。并治但伏不得卧，咳逆上气，面目浮肿。

《千金》三黄汤　治中风手足拘急，百节疼痛，烦热心乱，恶寒，经日不欲饮食。

麻黄五分　独活四分　细辛二分　黄芪二分黄芩三分

上五味，以水六升，煮取二升。分温三服，一服小汗，二服大汗。心热，加大黄二分。腹满，加枳实一枚。气逆，加人参三分。悸，加牡蛎三分。渴，加栝楼根三分。先有寒，加附子一枚。

《近效》术附汤　治风虚头重眩苦极，不知食味。暖肌补中益精气。

白术二两　　附子一枚半（炮去皮）　　甘草一两（炙）

上三味，剉，每五钱匕，姜五片，枣一枚，水
盏半，煎七成，去滓。温服。

崔氏八味丸　　治脚气上入，少腹不仁。

于地黄八两　　山茱萸　　薯蓣各四两　　泽泻　　茯苓
牡丹皮各三两　　桂枝　　附子（炮）各一两

上八味，末之，炼蜜和丸梧子大。酒下十五
丸，日再服。

《千金》越婢加术汤　　治肉极，热则身体津脱，腠理

开，汗大泄，厉风气，下焦脚弱。

麻黄六两　　石膏半斤　　生姜三两　　甘草二两　　白
术四两　　大枣十五枚

上六味，以水六升，先煮麻黄，去上沫，内诸
药，煮取三升。分温三服。恶风加附子一
枚、炮。

血痹虚劳病脉证并治第六

问曰：血痹病从何得之？师曰：夫尊荣人骨弱肌肤盛，重困疲劳汗出，卧不时动摇，加被微风，遂得之。但以脉自微涩，在寸口、关上小紧，宜针引阳气，令脉和，紧去则愈。(1)

血痹，阴阳俱微，寸口、关上微，尺中小紧，外证身体不仁，如风痹状，黄芪桂枝五物汤主之。(2)

黄芪桂枝五物汤方

黄芪三两　　芍药三两　　桂枝三两　　生姜六两
大枣十二枚

上五味，以水六升，煮取二升。温服七合，日三服。

夫男子平人，脉大为劳，极虚亦为劳。(3)

男子面色薄者，主渴及亡血，卒喘、悸，脉浮者，里虚也。(4)

男子脉虚沉弦，无寒热，短气里急，小便不利，面色白，时目瞑，兼衄，少腹满，此为劳使之然。(5)

劳之为病，其脉浮大，手足烦，春夏剧，秋冬瘥，阴寒精自出，酸削不能行。(6)

男子脉浮弱而涩，为无子，精气清冷。(7)

夫失精家，少腹弦急，阴头寒，目眩，发落，脉极虚芤迟，为清谷、亡血、失精。脉得诸芤动微紧，男子失精，女子梦交，桂枝加龙骨牡蛎汤主之。(8)

桂枝加龙骨牡蛎汤方

桂枝　芍药　生姜各三两　甘草二两　大枣十二枚

龙骨　牡蛎各三两

上七味，以水七升，煮取三升。分温三服。

天雄散方

天雄三两(炮)　白术八两　桂枝六两　龙骨三两

上四味，杵为散。酒服半钱匕，日三服，不知，稍增之。

男子平人，脉虚弱细微者，喜盗汗也。(9)

人年五六十，其病脉大者，痹夹背行，若肠鸣、马刀侠瘿者，皆为劳得之。(10)

脉沉小迟，名脱气，其人疾行则喘喝，手足逆寒，

腹满，甚则溏泄，食不消化也。（11）

脉弦而大，弦则为减，大则为芤；减则为寒，芤则为虚；虚寒相搏，此名为革。妇人则半产漏下，男子则亡血失精。（12）

虚劳里急，悸，衄，腹中痛，梦失精，四肢酸疼，手足烦热，咽干口燥，小建中汤主之。（13）

小建中汤方

桂枝三两（去皮）　甘草三两（炙）　大枣十二枚

芍药六两　生姜三两　胶饴一升

上六味，以水七升，煮取三升，去滓。内胶饴，更上微火消解。温服一升，日三服。呕家不可用建中汤，以甜故也。

虚劳里急，诸不足，黄芪建中汤主之。（14）

黄芪建中汤方

于小建中汤加黄芪一两半，余依上法。气短胸满者加生姜；腹满者去枣加茯苓一两半，及疗肺虚损不足，补气加半夏三两。

虚劳腰痛，少腹拘急，小便不利者，八味肾气丸主

之。(15)

肾气丸方

干地黄_{八两}　山药　山茱萸_{各四两}　泽泻　牡丹皮　茯苓_{各三两}　桂枝　附子（炮）_{各一两}

上八味末之，炼蜜和丸梧子大，酒下十五丸，加至二十五丸。日再服。

虚劳诸不足，风气百疾，薯蓣丸主之。(16)

薯蓣丸方

薯蓣_{三十分}　当归　桂枝　曲　干地黄　豆黄卷_{各十分}　甘草_{二十八分}　人参_{七分}　川芎　芍药　白术　麦门冬　杏仁_{各六分}　柴胡　桔梗　茯苓_{各五分}　阿胶_{七分}　干姜_{三分}　白蔹_{二分}　防风_{六分}　大枣_{百枚为膏}

上二十一味，末之，炼蜜和丸，如弹子大。空腹酒服一丸，一百丸为剂。

虚劳虚烦不得眠，酸枣仁汤主之。(17)

酸枣仁汤方

酸枣仁_{二升}　甘草_{一两}　知母_{二两}　茯苓_{二两}

川芎二两

上五味，以水八升，煮酸枣仁，得六升，内诸
药，煮取三升。分温三服。

五劳虚极羸瘦，腹满不能饮食，食伤、忧伤、饮伤、
房室伤、饥伤、劳伤、经络营卫气伤，内有干血，肌肤四
错，两目黯黑。缓中补虚，大黄䗪虫丸主之。(18)

大黄䗪虫丸方

大黄十分（蒸）　黄芩二两　甘草三两　桃仁一升

杏仁一升　芍药四两　干地黄十两　干漆一两

虻虫一升　水蛭百枚　蛴螬一升　䗪虫半升

上十二味，末之，炼蜜和丸小豆大。酒饮服五
丸，日三服。

附方

《千金翼》炙甘草汤　治虚劳不足，汗出而闷，脉结
悸，行动如常，不出百日。危急者，十一
日死。

甘草四两（炙）　桂枝　生姜各三两　麦门冬半升

麻仁_{半升}　人参　阿胶_{各二两}　大枣_{三十枚}　生
地黄_{一升}

上九味，以酒七升，水八升，先煮八味，取
三升，去滓。内胶，消尽。温服一升，日
三服。

《肘后》獭肝散　　治冷劳，又主瘵疰，一门相染。

獭肝_{一具}

炙干，末之，水服方寸匕，日三服。

肺痿肺痈咳嗽上气病脉证治第七

问曰：热在上焦者，因咳为肺痿，肺痿之病，从何得之？师曰：或从汗出，或从呕吐，或从消渴，小便利数，或从便难，又被快药下利，重亡津液，故得之。

曰：寸口脉数，其人咳，口中反有浊唾涎沫者何？师曰：为肺痿之病。若口中辟辟燥，咳即胸中隐隐痛，脉反滑数，此为肺痈，咳唾脓血。脉数虚者，为肺痿；数实者，为肺痈。（1）

问曰：病咳逆，脉之，何以知此为肺痈？当有脓血，吐之则死，其脉何类？

师曰：寸口脉微而数，微则为风，数则为热；微则汗出，数则恶寒。风中于卫，呼气不入；热过于营，吸而不出。风伤皮毛，热伤血脉。风舍于肺，其人则咳，口干喘满，咽燥不渴，多唾浊沫，时时振寒。热之所过，血为之凝滞，蓄结痈脓，吐如米粥。始萌可救，脓成则死。（2）

上气，面浮肿，肩息，其脉浮大，不治。又加利尤

甚。(3)

上气，喘而躁者，属肺胀，欲作风水，发汗则愈。(4)

肺痿，吐涎沫而不咳者，其人不渴，必遗尿，小便数。所以然者，以上虚不能制下故也。此为肺中冷，必眩，多涎唾，甘草干姜汤以温之。若服汤已渴者，属消渴。(5)

甘草干姜汤方

甘草四两（炙）　干姜二两（炮）

上㕮咀，以水三升，煮取一升五合，去滓，分温再服。

咳而上气，喉中水鸡声，射干麻黄汤主之。(6)

射干麻黄汤方

射干三两　麻黄　生姜各四两　细辛　紫菀　款冬花各三两　大枣七枚　半夏半升　五味半升

上九味，以水一斗二升，先煮麻黄两沸，去上沫；内诸药，煮取三升。分温三服。

咳逆上气，时时吐浊，但坐不得眠，皂荚丸主之。(7)

皂荚丸方

皂荚八两（刮去皮，酥炙）

上一味，末之，蜜丸梧子大，以枣膏和汤。服三丸，日三夜一服。

咳而脉浮者，厚朴麻黄汤主之。（8）

厚朴麻黄汤方

厚朴五两　麻黄四两　石膏如鸡子大　杏仁半升

半夏六升　干姜　细辛各二两　小麦一升　五味子半升

上九味，以水一斗二升，先煮小麦熟，去滓；内诸药，煮取三升。温服一升，日三服。

咳而脉沉者，泽漆汤主之。（9）

泽漆汤方

半夏半升　泽漆三斤（以东流水五斗，煮取一斗五升）

紫参　生姜　白前各五两　甘草　黄芩　人参桂枝各三两

上九味，㕮咀，内泽漆汁中，煮取五升。温服五合，至夜尽。

大逆上气，咽喉不利，止逆下气，麦门冬汤主之。(10)

麦门冬汤方

麦门冬七升　半夏一升　　人参　甘草各二两　粳
米三合　大枣十二枚

上六味，以水一斗二升，煮取六升。温服一
升，日三夜一服。

肺痈，喘不得卧，葶苈大枣泻肺汤主之。(11)

葶苈大枣泻肺汤方

葶苈（熬令黄色，捣丸如弹子大）　　大枣十二枚

上先以水三升，煮枣，取二升，去枣；内葶
苈，煮取一升。顿服。

咳而胸满，振寒脉数，咽干不渴，时出浊唾腥臭，
久久吐脓如米粥者，为肺痈，桔梗汤主之。(12)

桔梗汤方

桔梗一两　甘草二两

上以水三升，煮取一升，分温再服，则吐脓
血也。

咳而上气，此为肺胀，其人喘，目如脱状，脉浮大

者，越婢加半夏汤主之。(13)

越婢加半夏汤方

麻黄_{六两}　石膏_{半斤}　生姜_{三两}　大枣_{十五枚}

甘草_{二两}　半夏_{半升}

上六味，以水六升，先煮麻黄，去上沫；内诸药，煮取三升。分温三服。

肺胀，咳而上气，烦躁而喘，脉浮者，心下有水，小青龙加石膏汤主之。(14)

小青龙加石膏汤方

麻黄　芍药　桂枝　细辛　干姜　甘草_{各三两}

五味子　半夏_{各半升}　石膏_{二两}

上九味，以水一斗，先煮麻黄，去上沫；内诸药，煮取三升。强人服一升，羸者减之，日三服。小儿服四合。

附方

《外台》炙甘草汤　治肺痿涎唾多，心中温温液液者

（方见虚劳中）。

《千金》甘草汤

　　甘草（《千金》卷十六下有"二两"）

　　上一味，以水三升，煮减半。分温三服。

《千金》生姜甘草汤　　治肺痿，咳唾涎沫不止，咽燥而渴。

　　生姜五两　　人参三两　　甘草四两　　大枣十五枚

　　上四味，以水七升，煮取三升。分温三服。

《千金》桂枝去芍药加皂荚汤　　治肺痿，吐涎沫。

　　桂枝　　生姜各三两　　甘草二两　　大枣十枚

　　皂荚一枚（去皮子，炙焦）

　　上五味，以水七升，微微火煮，取三升，分温三服。

《外台》桔梗白散　　治咳而胸满，振寒，脉数，咽干不渴，时出浊唾腥臭，久久吐脓如米粥者，为肺痈。

　　桔梗　　贝母各三分　　巴豆一分（去皮，熬，研如脂）

　　上三味，为散，强人饮服半钱匕，羸者减之。

病在膈上者，吐脓；在膈下者泻出；若下多不止，饮冷水一杯则定。

《千金》苇茎汤 治咳有微热，烦满，胸中甲错，是为肺痈。

苇茎二升 薏苡仁半升 桃仁五十枚 瓜瓣半升

上四味，以水一斗，先煮苇茎，得五升，去滓；内诸药，煮取二升。服一升；再服，当吐如脓。

肺痈胸满胀，一身面目浮肿，鼻塞清涕出，不闻香臭酸辛，咳逆上气，喘鸣迫塞。葶苈大枣泻肺汤主之。(15)

奔豚气病脉证治第八

师曰：病有奔豚，有吐脓，有惊怖，有火邪，此四部病，皆从惊发得之。师曰：奔豚病，从少腹起上冲咽喉，发作欲死，复还止，皆从惊恐得之。(1)

奔豚，气上冲胸，腹痛，往来寒热，奔豚汤主之。(2)

奔豚汤方

甘草　川芎　当归　黄芩　芍药各二两　半夏
生姜各四两　生葛五两　甘李根白皮一升
上九味，以水二斗，煮取五升。温服一升，日三夜一服。

发汗后，烧针令其汗，针处被寒，核起而赤者，必发奔豚，气从少腹上至心。灸其核上各一壮，与桂枝加桂汤主之。(3)

桂枝加桂汤方

桂枝五两　芍药　生姜各三两　甘草二两（炙）
大枣十二枚

上五味，以水七升，微火煮取三升，去滓。温服一升。

发汗后，脐下悸者，欲作奔豚，茯苓桂枝甘草大枣汤主之。(4)

茯苓桂枝甘草大枣汤方

茯苓半斤　甘草二两（炙）　大枣十五枚　桂枝四两

上四味，以甘澜水一斗，先煮茯苓，减二升；内诸药，煮取三升，去滓。温服一升，日三服。(甘澜水法：取水二斗，置大盆内，以杓扬之，水上有珠子五六千颗相逐，取用之也。)

胸痹心痛短气病脉证治第九

师曰：夫脉当取太过不及，阳微阴弦，即胸痹而痛，所以然者，责其极虚也。今阳虚，知在上焦，所以胸痹、心痛者，以其阴弦故也。(1)

平人无寒热，短气不足以息者，实也。(2)

胸痹之病，喘息咳唾，胸背痛，短气，寸口脉沉而迟，关上小紧数，栝楼薤白白酒汤主之。(3)

栝楼薤白白酒汤方

栝楼实一枚(捣)　薤白半斤　白酒七升

上三味同煮，取二升。分温再服。

胸痹，不得卧，心痛彻背者，栝楼薤白半夏汤主之。(4)

栝楼薤白半夏汤方

栝楼实一枚(捣)　薤白三两　半夏半升　白酒一斗

上四味，同煮，取四升。温服一升，日三服。

胸痹，心中痞，留气结在胸，胸满，胁下逆抢心，枳

实薤白桂枝汤主之。人参汤亦主之。(5)

枳实薤白桂枝汤方

枳实四枚　薤白半升　桂枝一两　厚朴四两　栝
楼实一枚（捣）

上五味，以水五升，先煮枳实、厚朴，取二
升；去滓，内诸药，煮数沸。分温三服。

人参汤方

人参　甘草　干姜　白术各三两

上四味，以水八升，煮取三升，温服一升，日
三服。

胸痹，胸中气塞，短气，茯苓杏仁甘草汤主之；橘
枳姜汤亦主之。(6)

茯苓杏仁甘草汤方

茯苓三两　杏仁五十个　甘草一两

上三味，以水一斗，煮取五升。温服一升，日
三服。不差，更服。

橘枳姜汤方

橘皮一斤　枳实三两　生姜半斤

上三味，以水五升，煮取二升。分温再服。

胸痹，缓急者，薏苡附子散主之。(7)

薏苡附子散方

薏苡仁十五两　大附子十枚（炮）

上二味，杵为散，服方寸匕，日三服。

心中痞，诸逆心悬痛，桂枝生姜枳实汤主之。(8)

桂枝生姜枳实汤方

桂枝　生姜各三两　枳实五枚

上三味，以水六升，煮取三升。分温三服。

心痛彻背，背痛彻心，乌头赤石脂丸主之。(9)

乌头赤石脂丸方

乌头一分（炮）　蜀椒　干姜各一两　附子半两
赤石脂一两

上五味，末之，蜜丸如桐子大。先食服一丸，
日三服。不知，稍加服。

附

九痛丸 治九种心痛：①虫痛。②注痛。③风痛。

④悸痛。⑤食痛。⑥饮痛。⑦冷痛。⑧热痛。

⑨去来痛。

附子三两（炮）　生狼牙（炙香）　巴豆（去皮、熬，

研如膏）　干姜　吴茱萸　人参各一两

上六味，末之，炼蜜丸，如梧子大，酒下。强

人初服三丸，日三服。弱者二丸。兼治卒中

恶，腹胀，口不能言；又治连年积冷、流注、

心胸痛；并冷冲上气，落马、坠车、血疾等，

皆主之。忌口如常法。

腹满寒疝宿食病脉证治第十

趺阳脉微弦，法当腹满，不满者必便难，两胠疼痛，此虚寒从下上也，当以温药服之。(1)

病者腹满，按之不痛为虚，痛者为实，可下之。舌黄未下者，下之黄自去。(2)

腹满时减，复如故，此为寒，当与温药。(3)

病者痿黄，躁而不渴，胸中寒实，而利不止者，死。(4)

寸口脉弦，即胁下拘急而痛，其人啬啬恶寒也。(5)

夫中寒家，喜欠，其人清涕出，发热色和者，善嚏。(6)

中寒，其人下利，以里虚也，欲嚏不能，此人肚中寒。(7)

夫瘦人绕脐痛，必有风冷，谷气不行，而反下之，其气必冲，不冲者，心下则痞也。(8)

病腹满，发热十日，脉浮而数，饮食如故，厚朴七物汤主之。(9)

厚朴七物汤方

厚朴半斤　甘草三两　大黄三两　大枣十枚　枳
实五枚　桂枝二两　生姜五两

上七味，以水一斗，煮取四升。温服八合，日
三服。呕者加半夏五合；下利，去大黄；寒多
者加生姜至半斤。

腹中寒气，雷鸣切痛，胸胁逆痛，呕吐，附子粳米
汤主之。(10)

附子粳米汤方

附子一枚（炮）　半夏半斤　甘草一两　大枣十枚
粳米半升

上五味，以水八升，煮米熟汤成，去滓。温服
一升，日三服。

痛而闭者，厚朴三物汤主之。(11)

厚朴三物汤方

厚朴八两　大黄四两　枳实五枚

上三味，以水一斗二升，先煮二味，取五
升；内大黄，煮取三升。温服一升，以利

为度。

按之心下满痛者，此为实也，当下之，宜大柴胡汤。(12)

大柴胡汤方

柴胡半斤　黄芩三两　芍药三两　半夏半升(洗)

枳实四枚(炙)　大黄二两　大枣十二枚　生姜五两

上八味，以水一斗二升，煮取六升，去滓，再煎。温服一升，日三服。

腹满不减，减不足言，当须下之，宜大承气汤。(13)

大承气汤：见前痉病中。

心胸中大寒痛，呕不能饮食，腹中寒，上冲皮起，出见有头足，上下痛而不可触近，大建中汤主之。(14)

大建中汤方

蜀椒二合(去汗)　干姜四两　人参二两

上三味，以水四升，煮取二升，去滓，内胶饴一升，微火煎取一升半。分温再服；如一炊顷，可饮粥二升，后更服。当一日食糜，温覆之。

胁下偏痛，发热，其脉紧弦，此寒也，以温药下之，宜大黄附子汤。(15)

大黄附子汤方

大黄三两　附子三枚（炮）　细辛二两

上三味，以水五升，煮取二升，分温三服；若强人煮取二升半，分温三服。服后，如人行四五里，进一服。

寒气厥逆，赤丸主之。(16)

赤丸方

茯苓四两　乌头二两（炮）　半夏四两（洗）　细辛一两

上四味，末之，内真朱为色，炼蜜丸如麻子大。先食，酒饮下三丸，日再夜一服；不知，稍增之，以知为度。

腹痛，脉弦而紧，弦则卫气不行，即恶寒，紧则不欲食，邪正相搏，即为寒疝。寒疝绕脐痛，若发则白汗出，手足厥冷，其脉沉紧者，大乌头煎主之。(17)

大乌头煎方

乌头大者五枚（熬，去皮，不㕮咀）

上以水三升，煮取一升，去滓；内蜜二升，煎令水气尽，取二升。强人服七合，弱人服五合；不差，明日更服，不可一日再服。

寒疝腹中痛，及胁痛里急者，当归生姜羊肉汤主之。（18）

当归生姜羊肉汤方

当归三两　生姜五两　羊肉一斤

上三味，以水八升，煮取六升；温服七合，日三服。若寒多者，加生姜成一斤；痛多而呕者，加橘皮二两、白术一两。加生姜者，亦加水五升，煮取三升二合，服之。

寒疝腹中痛，逆冷，手足不仁，若身疼痛，灸、刺、诸药不能治，抵当乌头桂枝汤主之。（19）

乌头桂枝汤方

乌头五枚

上一味，以蜜二斤，煎减半，去滓。以桂枝汤五合解之，得一升后，初服二合，不知，即服三合；又不知，复加至五合。其知者，如醉状，得吐者，为中病。

桂枝汤方

桂枝三两（去皮）　　芍药三两　　甘草二两（炙）　　生姜三两　　大枣十二枚

上五味，剉，以水七升，微火煮取三升，去滓。

其脉数而紧乃弦，状如弓弦，按之不移。脉数弦者，当下其寒；脉紧大而迟者，必心下坚；脉大而紧者，阳中有阴，可下之。(20)

附方

《外台》乌头汤　　治寒疝，腹中绞痛，贼风入攻五脏，拘急不得转侧，发作有时，使人阴缩，手足厥逆。

《外台》柴胡桂枝汤方　　治心腹卒中痛者。

柴胡四两　　黄芩　　人参　　芍药　　桂枝　　生

姜各一两半　　甘草一两　　半夏二合半　　大枣六枚

上九味，以水六升，煮取三升。温服一升，日三服。

《外台》走马汤　治中恶，心痛腹胀，大便不通。

巴豆一枚（去皮心，熬）　　杏仁二枚

上二味，以绵缠，捶令碎。热汤二合，捻取白汁，饮之，当下。老小量之，通治飞尸、鬼击病。

问曰：人病有宿食，何以别之？师曰：寸口脉浮而大，按之反涩，尺中亦微而涩，故知有宿食，大承气汤主之。（21）

脉数而滑者，实也，此有宿食，下之愈，宜大承气汤。（22）

下利，不欲食者，有宿食也，当下之，宜大承气汤。（23）

宿食在上脘，当吐之，宜瓜蒂散。（24）

瓜蒂散方

瓜蒂一分（熬黄）　　赤小豆一分（煮）

上二味，杵为散，以香豉七合，煮取汁，和散一钱匕，温服之；不吐者，少加之，以快吐为度而止。亡血及虚者不可与之。

脉紧如转索无常者，有宿食也。（25）

脉紧头痛，风寒，腹中有宿食不化也。（26）

五脏风寒积聚病脉证并治第十一

肺中风者，口燥而喘，身运而重，冒而肿胀。(1)

肺中寒，吐浊涕。(2)

肺死脏，浮之虚，按之弱如葱叶，下无根者，死。(3)

肝中风者，头目，两胁痛，行常伛，令人嗜甘。(4)

肝中寒者，两臂不举，舌本燥，喜太息，胸中痛，不得转侧，食则吐而汗出也。《脉经》、《千金》云：时盗汗，咳，食已吐其汁。(5)

肝死脏，浮之弱，按之如索不来，或曲如蛇行者，死。(6)

肝着，其人常欲蹈其胸上，先未苦时，但欲饮热，旋覆花汤主之。(7)

旋覆花汤方

旋覆花三两　葱十四茎　新绛少许

上三味，以水三升，煮取一升。顿服之。

心中风者，翕翕发热，不能起，心中饥，食即呕

吐。(8)

心中寒者，其人苦病心如啖蒜状。剧者心痛彻背，背痛彻心，譬如蛊注。其脉浮者，自吐乃愈。(9)

心伤者，其人劳倦，即头面赤而下重，心中痛而自烦，发热，当脐跳，其脉弦，此为心脏伤所致也。(10)

心死脏，浮之实如丸豆，按之益躁疾者，死。(11)

邪哭使魂魄不安者，血气少也；血气少者，属于心，心气虚者，其人则畏，合目欲眠，梦远行而精神离散，魂魄妄行。阴气衰者，为癫；阳气衰者，为狂。(12)

脾中风者，翕翕发热，形如醉人，腹中烦重，皮目瞤瞤而短气。(13)

脾死脏，浮之大坚，按之如覆杯洁洁，状如摇者，死。(14)

趺阴脉浮而涩，浮则胃气强，涩则小便数，浮涩相搏，大便则坚，其脾为约，麻子仁丸主之。(15)

麻子仁丸方

麻子仁二升　芍药半斤　枳实一斤　大黄一斤（去皮）

厚朴一尺（去皮）　杏仁一升（去皮尖，熬，别作脂）

上六味，末之，炼蜜和丸梧子大。饮服十丸，日三服，渐加，以知为度。

肾着之病，其人身体重，腰中冷，如坐水中，形如水状，反不渴，小便自利，饮食如故。病属下焦，身劳汗出，衣里冷湿，久久得之。腰以下冷痛，腹重如带五千钱。甘姜苓术汤主之。(16)

甘草干姜茯苓白术汤方

甘草　白术各二两　干姜　茯苓各四两

上四味，以水五升，煮取三升。分温三服，腰中即温。

肾死脏，浮之坚，按之乱如转丸，益下入尺中者，死。(17)

问曰：三焦竭部。上焦竭善噫，何谓也？师曰：上焦受中焦气未和，不能消谷，故能噫耳。下焦竭即遗溺失便。其气不和，不能自禁制。不须治，久则愈。(18)

师曰：热在上焦者，因咳为肺痿；热在中焦者，则为坚；热在下焦者，则尿血，亦令淋秘不通，大肠有寒者，多鹜溏；有热者，便肠垢。小肠有寒者，其人下重便血，有热者，必痔。(19)

金匮要略

　　问曰：病有积、有聚、有䅽气，何谓也？师曰：积者，脏病也，终不移；聚者，腑病也，发作有时，辗转痛移，为可治。䅽气者，胁下痛，按之则愈，复发为䅽气。

　　诸积大法，脉来细而附骨者，乃积也。寸口，积在胸中；微出寸口，积在喉中；关上，积在脐旁；上关上，积在心下；微下关，积在少腹；尺中，积在气冲。脉出左，积在左；脉出右，积在右；脉两出，积在中央。各以其部处之。(20)

痰饮咳嗽病脉证并治第十二

问曰：夫饮有四，何谓也？师曰：有痰饮，有悬饮，有溢饮，有支饮。(1)

问曰：四饮何以为异？师曰：其人素盛今瘦，水走肠间，沥沥有声，谓之痰饮；饮后水流在胁下，咳唾引痛，谓之悬饮；饮水流行，归于四肢，当汗出而不汗出，身体疼重，谓之溢饮；咳逆倚息，短气不得卧，其形如肿，谓之支饮。(2)

水在心，心下坚筑，短气，恶水不欲饮。(3)

水在肺，吐涎沫，欲饮水。(4)

水在脾，少气身重。(5)

水在肝，胁下支满，嚏而痛。(6)

水在肾，心下悸。(7)

夫心下有留饮，其人背寒冷如手大。(8)

留饮者，胁下痛引缺盆，咳嗽则辄已。(9)

胸中有留饮，其人短气而渴；四肢历节痛。脉沉者，有留饮。(10)

膈上病痰，满喘咳吐，发则寒热，背痛腰疼，目泣自出，其人振振身瞤剧，必有伏饮。(11)

夫病人饮水多，必暴喘满。同食少饮多，水停心下。甚者则悸，微者短气。脉双弦者，寒也，皆大下后善虚。脉偏弦者饮也。(12)

肺饮不弦，但苦喘短气。(13)

支饮亦喘而不能卧，加短气，其脉平也。(14)

病痰饮者，当以温药和之。(15)

心下有痰饮，胸胁支满，目眩，苓桂术甘汤主之。(16)

苓桂术甘汤方

茯苓四两　桂枝三两　白术三两　甘草二两

以上四味，以水六升，煮取三升。分温三服，小便则利。

夫短气有微饮，当从小便去之，苓桂术甘汤主之。肾气丸亦主之。(17)

病者脉伏，其人欲自利，利反快，虽利，心下续坚满，此为留饮欲去故也，甘遂半夏汤主之。(18)

甘遂半夏汤方

甘遂大者三枚　半夏十二枚（以水一升，煮取半升，去滓）

芍药五枚　甘草如指大一枚（炙）

上四味，以水二升，煮取半升，去滓；以蜜半升，和药汁煎取八合。顿服之。

脉浮而细滑，伤饮。(19)

脉弦数，有寒饮，冬夏难治。(20)

脉沉而弦者，悬饮内痛。(21)

病悬饮者，十枣汤主之。(22)

十枣汤方

芫花（熬）　甘遂　大戟各等分

上三味，捣筛，以水一升五合，先煮肥大枣十枚，取九合，去滓。内药末，强人服一钱匕，羸人服半钱，平旦温服之；不下者，明日更加半钱。得快下后，糜粥自养。

病溢饮者，当发其汗，大青龙汤主之；小青龙汤亦主之。(23)

大青龙汤方

麻黄六两（去节）　桂枝二两（去皮）　甘草二两（炙）

杏仁四十个（去皮尖）　生姜三两（切）　大枣十二枚

石膏如鸡子大（碎）

上七味，以水九升，先煮麻黄，减二升，去上沫；内诸药，煮取三升，去滓。温服一升，取微似汗。汗多者，温粉粉之。

小青龙汤方

麻黄三两（去节）　芍药三两　五味子半升　干姜三两　甘草三两（炙）　细辛三两　桂枝三两（去皮）

半夏半升（汤洗）

上八味，以水一斗，先煮麻黄，减二升，去上沫；内诸药，煮取三升，去滓。温服一升。

膈间支饮，其人喘满，心下痞坚，面色黧黑，其脉沉紧，得之数十日，医吐下之不愈，木防己汤主之。虚者即愈，实者三日复发。复与，不愈者，宜木防己汤去石膏加茯苓芒硝汤主之。(24)

木防己汤方

木防己三两　　石膏十二枚（如鸡子大）　　桂枝二两
人参四两

上四味，以水六升，煮取二升。分温再服。

木防己去石膏加茯苓芒硝汤方

木防己　　桂枝各二两　　　人参　　茯苓各四两
芒硝三合

上五味，以水六升，煮取二升，去滓；纳芒
硝，再微煎。分温再服。微利则愈。

心下有支饮，其人苦冒眩，泽泻汤主之。(25)

泽泻汤方

泽泻五两　　白术二两

上二味，以水二升，煮取一升。分温再服。

支饮胸满者，厚朴大黄汤主之。(26)

厚朴大黄汤方

厚朴一尺　　大黄六两　　枳实四枚

上三味，以水五升，煮取二升。分温再服。

支饮不得息，葶苈大枣泻肺汤主之。(27)

呕家本渴，渴者为欲解；今反不渴，心下有支饮故也，小半夏汤主之。(28)

小半夏汤方

半夏一升　生姜半斤

上二味，以水七升，煮取一升半，分温再服。

腹满，口舌干燥，此肠间有水气，己椒苈黄丸主之。(29)

防己椒目葶苈大黄丸方

防己　椒目　葶苈熬　大黄各一两

上四味，末之，蜜丸如梧子大。先食饮服一丸，日三服；稍增，口中有津液。渴者，加芒硝半两。

卒呕吐，心下痞，膈间有水，眩悸者，小半夏加茯苓汤主之。(30)

小半夏加茯苓汤方

半夏一升　生姜半斤　茯苓三两

上三味，以水七升，煮取一升五合。分温

再服。

假令瘦人，脐下有悸，吐涎沫而癫眩，此水也，五苓散主之。(31)

五苓散方

泽泻一两一分　　猪苓三分（去皮）　　茯苓三分　　白术三分　　桂枝二分（去皮）

上五味，为末。白饮服方寸匕，日三服，多饮暖水，汗出愈。

附方

《外台》茯苓汤　治心胸中有停痰宿水，自吐出水

后，心胸间虚，气满，不能食，消痰气，令能食。

茯苓　　人参　　白术各三两　　枳实二两　　橘皮二两半　　生姜四两

上六味，水六升，煮取一升八合。分温三服，如人行八九里进之。

咳家，其脉弦，为有水，十枣汤主之。(32)

夫有支饮家，咳、烦、胸中痛者，不卒死，至一百日、或一岁，宜十枣汤。(33)

久咳数岁，其脉弱者，可治；实大数者，死。其脉虚者，必苦冒。其人本有支饮在胸中故也，治属饮家。(34)

咳逆，倚息不得卧，小青龙汤主之。(35)

青龙汤下已，多唾，口燥，寸脉沉，尺脉微，手足厥逆；气从小腹上冲胸咽，手足痹，其面翕热如醉状，因复下流阴股；小便难，时复冒者，与茯苓桂枝五味子甘草汤，治其气冲。(36)

桂苓五味甘草汤方

茯苓四两　桂枝四两（去皮）　甘草（炙）三两　五味子半升

上四味，以水八升，煮取三升，去滓。分三温服。

冲气即低，而反更咳，胸满者，用桂苓五味甘草汤，去桂加干姜、细辛，以治其咳满。(37)

苓甘五味姜辛汤方

茯苓四两　甘草　干姜　细辛各三两　五味子半升

上五味，以水八升，煮取三升，去滓。温服半升，日三服。

咳满即止，而更复渴，冲气复发者，以细辛、干姜为热药也。服之当遂渴，而渴反止者，为支饮也。支饮者，法当冒，冒者必呕，呕者，复内半夏，以去其水。(38)

桂苓五味甘草去桂加干姜细辛半夏汤方

茯苓_{四两}　甘草　细辛　干姜_{各二两}　五味子半夏_{各半升}

上六味，以水八升，煮取三升，去滓。温服半升，日三服。

水去呕止，其人形肿者，加杏仁主之。其证应纳麻黄，以其入遂痹，故不内之。若逆而内之者，必厥。所以然者，以其人血虚，麻黄发其阳故也。(39)

苓甘五味加姜辛半夏杏仁汤方

茯苓_{四两}　甘草_{三两}　五味子_{半升}　干姜_{三两}细辛_{三两}　半夏_{半升}　杏仁_{半升（去皮尖）}

上七味，以水一斗，煮取三升，去滓。温服半升，日三服。

若面热如醉，此为胃热上冲，熏其面，加大黄以利之。(40)

苓甘五味加姜辛半杏大黄汤方

　　　　茯苓四两　甘草三两　五味子半升　干姜三两

　　　　细辛三两　半夏半升　杏仁半升　大黄三两

　　　　上八味，以水一斗，煮取三升，去滓。温服半升，日三服。

　　先渴后呕，为水停心下，此属饮家，小半夏加茯苓汤主之。(41)

消渴小便不利淋病脉证并治第十三

厥阴之为病，消渴，气上冲心，心中疼热，饥而不欲食，食即吐，下之，不肯止。(1)

寸口脉浮而迟，浮即为虚，迟即为劳；虚则卫气不足，劳则营气竭。趺阳脉浮而数，浮即为气，数即消谷而矢坚；气盛则溲数，溲数即坚，坚数相搏，即为消渴。(2)

男子消渴，小便反多，以饮一斗，小便一斗，肾气丸主之。(3)

脉浮，小便不利，微热消渴者，宜利小便发汗，五苓散主之。(4)

渴欲饮水，水入则吐者，名曰水逆，五苓散主之。(5)

渴欲饮水不止者，文蛤散主之。(6)

文蛤散方

文蛤五两

上一味，杵为散。以沸汤五合，和服方寸匕。

淋之为病，小便如粟状，小腹弦急，痛引脐中。(7)

趺阳脉数，胃中有热，即消谷引食，大便必坚，小便即数。(8)

淋家不可发汗，发汗则必便血。(9)

小便不利者，有水气，其人若渴，栝楼瞿麦丸主之。(10)

栝楼瞿麦丸方

栝楼根二两　茯苓三两　薯蓣三两　附子一枚（炮）

瞿麦一两

上五味，末之，炼蜜丸梧子大，饮服三丸，日三服；不知，增至七八丸，以小便利，腹中温为知。

小便不利，蒲灰散主之；滑石白鱼散、茯苓戎盐汤并主之。(11)

蒲灰散方

蒲灰七分　滑石三分

上二味，杵为散，饮服方寸匕，日三服。

滑石白鱼散方

滑石二分　乱发二分（烧）　白鱼二分

上三味，杵为散，饮服方七匕，日三服。

茯苓戎盐汤方

茯苓半斤　白术二两　戎盐弹丸大一枚

上三味，先将茯苓、白术，以水五升，煮取三升。入戎盐再服，分温三服。

渴欲饮水，口干舌燥者，白虎加人参汤主之。（12）

脉浮发热，渴欲饮水，小便不利者，猪苓汤主之。（13）

猪苓汤方

猪苓（去皮）　茯苓　阿胶　滑石　泽泻各一两

上五味，以水四升，先煮四味，取二升，去滓；内胶烊消，温服七合，日三服。

水气病脉证并治第十四

师曰：病有风水、有皮水、有正水、有石水、有黄汗。风水，其脉自浮，外证骨节疼痛，恶风；皮水，其脉亦浮，外证胕肿，按之没指，不恶风，其腹如鼓，不渴，当发其汗；正水，其脉沉迟，外证自喘；石水，其脉自沉，外证腹满，不喘。黄汗，其脉沉迟，身发热，胸满，四肢头面肿，久不愈，必致痈脓。(1)

脉浮而洪，浮则为风，洪则为气，风气相搏，风强则为隐疹，身体为痒，痒为泄风，久为痂癞；气强则为水，难以俯仰。风气相击，身体洪肿，汗出乃愈。恶风则虚，此为风水；不恶风者，小便通利，上焦有寒，其口多涎，此为黄汗。(2)

寸口脉沉滑者，中有水气，面目肿大，有热，名曰风水。视人之目窠上微拥，如蚕新卧起状，其颈脉动，时时咳，按其手足上，陷而不起者，风水。(3)

太阳病，脉浮而紧，法当骨节疼痛，反不疼，身体反重而酸，其人不渴，汗出即愈，此为风水。恶寒者，此为极虚发汗得之。渴而不恶寒者，此为皮水。身肿而冷，状如周痹，胸中窒，不能食，反聚痛，暮躁不得眠，此为黄汗。痛在骨节。咳而喘，不渴者，此为脾胀，其状如肿，发汗即愈。然诸病此者，渴而下利，小便数者，皆不可发汗。(4)

里水者，一身面目黄肿，其脉沉，小便不利，故令病水。假如小便自利，此亡津液，故令渴也。越婢加术汤主之。(5)

趺阳脉当伏，今反紧，本自有寒，疝瘕，腹中痛，医反下之，下之即胸满短气。(6)

趺阳脉当伏，今反数，本自有热，消谷，小便数，今反不利，此欲作水。(7)

寸口脉浮而迟，浮脉则热，迟脉则潜，热潜相搏，名曰沉。趺阳脉浮而数，浮脉即热，数脉即止，热止相搏，名曰伏。沉伏相搏，名曰水。沉则络脉虚，浮则小便难，虚难相搏，水走皮肤，即为水矣。(8)

寸口脉弦而紧，弦则卫气不行，即恶寒，水不沾流，走于肠间。少阴脉紧而沉，紧则为痛，沉则为水，小便即难。(9)

脉得诸沉，当责有水，身体肿重。水病脉出者，死。(10)

夫水病人，目下有卧蚕，面目鲜泽，脉伏，其人消渴。病水腹大，小便不利，其脉沉绝者，有水，可下之。(11)

问曰：病下利后，渴，饮水，小便不利，腹满因肿者，何也？答曰：此法当病水，若小便自利及汗出者，自当愈。(12)

心水者，其身重而少气。不得卧，烦而躁，其人阴肿。(13)

肝水者，其腹大，不能自转侧，胁下腹痛，时时津液微生，小便续通。(14)

肺水者，其身肿，小便难，时时鸭溏。(15)

脾水者，其腹大，四肢若重，津液不生，但苦少气，小便难。(16)

肾水者，其腹大脐肿，腰痛不得溺，阴下湿如牛鼻上汗，其足逆冷，面反瘦。(17)

师曰：诸有水者，腰以下肿，当利小便；腰以上肿，当发汗乃愈。(18)

师曰：寸口脉沉而迟，沉则为水，迟则为寒，寒水相搏，趺阳脉伏，水谷不化，脾气衰则鹜溏，胃气衰则身肿。少阳脉卑，少阴脉细，男子则小便不利，妇人则经水不通；经为血，血不利则为水，名曰血分。(19)

问曰：病有血分、水分，何也？师曰：经水前断；后病水，名曰血分，此病难治；先病水，后经水断，名曰水分，此病易治。何以故？去水，其经自下。(20)

问曰：病者苦水，面目、身体、四肢皆肿，小便不利。脉之不言水，反言胸中痛，气上冲咽，状如炙肉，当微咳喘，审如师言，其脉何类？师曰：寸口脉沉而紧，沉为水，紧为寒，沉紧相搏，结在关元。始时当微，年盛不觉；阳衰之后，营卫相干阳损阴盛，结寒微动，肾气上冲，咽喉塞噎，胁下急痛。医以为留饮，而大下之，气击不去，其病不除。后重吐之，胃家虚烦，咽燥欲饮水，小便不利，水谷不化，面目手足浮肿。又与葶苈丸下水，当时如小差，饮食过度，肿复如前，胸胁苦满，象若奔豚，其水扬溢，则浮可喘逆。当先攻击冲气，令止，乃治咳；咳止，其喘自差。先治新病，病

当在后。(21)

　　风水，脉浮身重，汗出，恶风者，防己黄芪汤主之。腹痛加芍药。(22)

防己黄芪汤方　　方见湿病中。

　　风水恶风，一身悉肿，脉浮不渴，续自汗出，无大热，越婢汤主之。(23)

越婢汤方

　　　　麻黄六两　　石膏半斤　　生姜三两　　大枣十五枚
　　　　甘草二两
　　　　上五味，以水六升，先煮麻黄，去上沫，内诸药，煮取三升。分温三服。恶风者，加附子一枚、炮。风水加术四两。

　　皮水为病，四肢肿，水气在皮肤中，四肢聂聂动者，防己茯苓汤主之。(24)

防己茯苓汤方

　　　　防己三两　　黄芪三两　　桂枝三两　　茯苓六两
　　　　甘草二两
　　　　上五味，以水六升，煮取二升。分温三服。

里水，越婢加术汤主之；甘草麻黄汤亦主之。
(25)

越婢加术汤方

越婢汤见上。于内加白术四两，又见脚
气中。

甘草麻黄汤方

甘草二两　麻黄四两

上二味，以水五升，先煮麻黄，去上沫，内甘
草，煮取三升。温服一升，重复汗出，不汗，
再服。慎风寒。

水之为病，其脉沉小，属少阴；浮者，为风，无水
虚胀者，为气。水，发其汗即已。脉沉者，宜麻黄附子
汤；浮者，宜杏子汤。(26)

麻黄附子汤方

麻黄三两　甘草二两　附子一枚（炮）

上三味，以水七升，先煮麻黄，去上沫，内诸
药，煮取二升半。温服八分，日三服。

杏子汤方（方佚）

厥而皮水者，蒲灰散主之。(27)

问曰：黄汗之为病，身体肿，一作重。发热汗出而渴，状如风水，汗沾衣，色正黄如柏汁，脉自沉，何从得之？师曰：以汗出入水中浴，水从汗孔入得之，宜芪芍桂酒汤主之。(28)

黄芪芍药桂枝苦酒汤方

黄芪五两　芍药三两　桂枝三两

上三味，以苦酒一升，水七升，相和，煮取三升。温服一升。当心烦，服至六七日乃解，若心烦不止者，以苦酒阻故也。

黄汗之病，两胫自冷；假令发热，此属历节。食已汗出，又身常暮盗汗出者，此劳气也。若汗出已，反发热者，久久其身必甲错；发热不止者，必生恶疮。若身重，汗出已辄轻者，久久必身𥆧，𥆧即胸中痛，又从腰以上必汗出，下无汗，腰髋弛痛，如有物在皮中状，剧者不能食，身疼重，烦躁，小便不利。此为黄汗，桂枝加黄芪汤主之。(29)

桂枝加黄芪汤方

桂枝　芍药各三两　甘草二两　生姜三两　大枣
十二枚　黄芪二两

上六味，以水八升，煮取三升。温服一升，须
臾饮热稀粥一升余，以助药力，温服取微汗；
若不汗，更服。

师曰：寸口脉迟而涩，迟则为寒，涩为血不足。趺
阳脉微而迟，微则为气，迟则为寒。寒气不足，则手足
逆冷；手足逆冷，则营卫不利；营卫不利，则腹满胁鸣
相逐，气转膀胱，营卫俱劳，阳气不通即身冷，阴气不
通即骨疼，阳前通，则恶寒，阴前通，则痹不仁；阴阳
相得，其气乃行，大气一转，其气乃散；实则失气，虚
则遗尿，名曰气分。(30)

气分，心下坚，大如盘，边如旋杯，水饮所作，桂
枝去芍药加麻辛附子汤主之。(31)

桂枝去芍药加麻黄细辛附子汤方

桂枝三两　生姜三两　甘草二两　大枣十二枚
麻黄　细辛各二两　附子一枚（炮）

上七味，以水七升，煮麻黄，去上沫；内诸药，煮取二升。分温三服，当汗出如虫行皮中，即愈。

心下坚，大如盘，边如旋盘，水饮所作，枳术汤主之。(32)

枳术汤方

枳实七枚　白术二两

上二味，以水五升，煮取三升。分温三服，腹中软即当散也。

附方

《外台》防己黄芪汤　治风水，脉浮为在表，其人或头汗出，表无他病；病者但下重，从腰以上为和，腰以下当肿及阴，难以屈伸。方见风湿中。

黄疸病脉证并治第十五

寸口脉浮而缓，浮则为风，缓则为痹。痹非中风，四肢苦烦，脾色必黄，瘀热以行。（1）

趺阳脉紧而数，数则为热，热则消谷，紧则为寒，食即为满。尺脉浮为伤肾，趺阳脉紧为伤脾。风寒相搏，食谷即眩，谷气不消，胃中苦浊，浊气下流，小便不通，阴被其寒，热流膀胱，身体尽黄，名曰谷疸。额上黑，微汗出，手足中热，薄暮即发，膀胱急，小便自利，名曰女劳疸；腹如水状，不治。心中懊憹而热，不能食，时欲吐，名曰酒疸。（2）

阳明病，脉迟者，食难用饱，饱则发烦，头眩，小便必难，此欲作谷疸。虽下之，腹满如故，所以然者，脉迟故也。（3）

夫病酒黄疸，必小便不利。其候心中热，足下热，是其证也。（4）

酒黄疸者，或无热，靖言了了，小腹满欲吐，鼻燥；其脉浮者，先吐之；沉弦者，先下之。（5）

酒疸，心中热，欲呕者，吐之愈。(6)

酒疸下之，久久为黑疸。目青面黑，心中如啖蒜齑状，大便正黑，皮肤爪之不仁，其脉浮弱。虽黑，微黄，故知之。(7)

师曰：病黄疸，发热烦喘，胸满口燥者，以病发时火劫其汗，两热所得。然黄家所得，从湿得之。一身尽发热而黄，肚热，热在里，当下之。(8)

脉沉，渴欲饮水，小便不利者，皆发黄。(9)

腹满，舌痿黄燥，不得睡，属黄家。(10)

黄疸之病，当以十八日为期，治之十日以上，瘥；反剧难治。(11)

疸而渴者，其疸难治，疸而不渴者，其疸可治。发于阴部，其人必呕；阳部，其人振寒而发热也。(12)

谷疸之为病，寒热不食，食即头眩，心胸不安，久久发黄，为谷疸，茵陈蒿汤主之。(13)

茵陈蒿汤方

茵陈蒿六两　栀子十四枚　大黄二两

上三味，以水一斗，先煮茵陈，减六升；内二味，煮取三升，去滓。分温三服。小便当利，尿如皂角汁状，色正赤，一宿腹减，黄从小便去也。

黄家，日晡所发热，而反恶寒，此为女劳得之；膀胱急，少腹满，身尽黄，额上黑，足下热。因作黑疸，其腹胀如水状，大便必黑，时溏。此女劳之病，非水也。腹满者，难治。硝石矾石散主之。（14）

硝石矾石散方

硝石　矾石（烧）等分

上二味，为散，以大麦粥汁，和服方寸匕，日三服。病随大小便去，小便正黄，大便正黑，是候也。

酒黄疸，心中懊侬或热痛，栀子大黄汤主之。（15）

栀子大黄汤方

栀子十四枚　大黄一两　枳实五枚　豉一升

上四味，以水六升，煮取二升。分温三服。

诸病黄家，但利其小便，假令脉浮，当以汗解之，宜桂枝加黄芪汤主之。（16）

诸黄，猪膏发煎主之。(17)

猪膏发煎方

猪膏半斤　乱发如鸡子大，三枚

上二味，和膏中煎之，发消药成。分再服，病从小便出。

黄疸病，茵陈五苓散主之。(18)

茵陈五苓散方

茵陈蒿末十分　五苓散五分

上二物和。先食饮方寸匕，日三服。

黄疸，腹满，小便不利而赤，自汗出，此为表和里实，当下之，宜大黄硝石汤。(19)

大黄硝石汤方

大黄　黄柏　硝石各四两　栀子十五枚

上四味，以水六升，煮取二升，去滓；内硝，更煮取一升。顿服。

患黄疸病，小便色不变，欲自利，腹满而喘，不可除

热，热除必哕。哕者，小半夏汤主之。(20)

诸黄，腹痛而呕者，宜柴胡汤。(21)

男子黄，小便自利，当与虚劳小建中汤。方见虚劳中。(22)

附方

瓜蒂散 治诸黄。

《千金》麻黄醇酒汤 治黄疸。

　　麻黄三两

　　上二味，以美清酒五升，煮取二升半。顿服尽。冬月用酒，春月用水煮之（此方现已不用）。

惊悸吐衄下血胸满瘀血病脉证治第十六

寸口脉动而弱，动即为惊，弱则为悸。（1）

师曰：夫脉浮，目睛晕黄，衄未止。晕黄去，目睛慧了，知衄今止。（2）

又曰：从春至夏衄者，太阳；从秋至冬衄者，阳明。（3）

衄家不可汗，汗出必额上陷，脉紧急，直视不能眴，不得眠。（4）

病人面无色，无寒热。脉沉弦者，衄；浮弱，手按之绝者，下血；烦咳者，必吐血。（5）

夫吐血，咳逆上气，其脉数而有热，不得卧者，死。（6）

夫酒客咳者，必致吐血，此因极饮过度所致也。（7）

寸口脉弦而大，弦者为减，大者为芤，减者为寒，芤者为虚，寒虚相击，此名曰革。妇人半产漏下，男子则亡血。（8）

亡血，不可发其表，汗出即寒栗而振。(9)

病人胸满唇痿，舌青口燥，但欲漱水，不欲咽，无寒热，脉微大来迟，腹不满，其人言我满，为有瘀血。(10)

病者如热状，烦满，口干燥而渴，其脉反无热，此为阴伏，是瘀血也，当下之。(11)

火邪者，桂枝去芍药加蜀漆牡蛎龙骨救逆汤主之。(12)

桂枝救逆汤方

桂枝三两（去皮）　甘草二两（炙）　生姜三两　牡蛎五两（熬）　龙骨四两　大枣十二枚　蜀漆三两（洗去腥）

上为末，以水一斗二升，先煮蜀漆，减二升；内诸药，煮取三升，去滓。温服一升。

心下悸者，半夏麻黄丸主之。(13)

半夏麻黄丸方

半夏　麻黄等分

上二味，末之，炼蜜和丸小豆大。饮服三丸，日三服。

吐血不止者，柏叶汤主之。(14)

柏叶汤方

柏叶　干姜各三两　艾三把

上三味，以水五升，取马通汁一升，合煮取一升。分温再服。

下血，先便后血，此远血也，黄土汤主之。(15)

黄土汤方

甘草　干地黄　白术　附子(炮)　阿胶　黄芩各三两　灶中黄土半斤

上七味，以水八升，煮取三升。分温二服。

下血，先血后便，此近血也，赤小豆当归散主之。(16)

心气不足，吐血、衄血，泻心汤主之。(17)

泻心汤方

大黄二两　黄连　黄芩各一两

上三味，以水三升，煮取一升。顿服之。

呕吐哕下利病脉证治第十七

夫呕家有痈脓，不可治呕，脓尽自愈。(1)

先呕却渴者，此为欲解。先渴却呕者，为水停心下，此属饮家。呕家本渴，今反不渴者，以心下有支饮故也，此属支饮。(2)

问曰：病人脉数，数为热，当消谷引食，而反吐者，何也？师曰：以发其汗，令阳微，膈气虚，脉乃数，数为客热，不能消谷，胃中虚冷故也。脉弦者，虚也，胃气无余，朝食暮吐，变为胃反；寒在于上，医反下之，今脉反弦，故名曰虚。(3)

寸口脉微而数，微则无气，无气则营虚，营虚则血不足，血不足则胸中冷。(4)

趺阳脉浮而涩，浮则为虚，涩则伤脾。脾伤则不磨，朝食暮吐，暮食朝吐，宿谷不化，名曰胃反。脉紧而涩，其病难治。(5)

病人欲吐者，不可下之。(6)

哕而腹满，视其前后，知何部不利，利之即愈。(7)

呕而胸满者，吴茱萸汤主之。(8)

吴茱萸汤方

吴茱萸一升　人参三两　生姜六两　大枣十二枚

上四味，以水五升，煮取三升。温服七合，日三服。

干呕，吐涎沫，头痛者，吴茱萸汤主之。(9)

呕而肠鸣，心下痞者，半夏泻心汤主之。(10)

半夏泻心汤方

半夏半升（洗）　黄芩三两　干姜三两　人参三两
黄连一两　大枣十二枚　甘草三两（炙）

上七味，以水一斗，煮取六升，去滓，再煮取三升。温服一升，日三服。

干呕而利者，黄芩加半夏生姜汤主之。(11)

黄芩加半夏生姜汤方

黄芩三两　甘草二两（炙）　芍药二两　半夏半升
生姜三两　大枣十二枚

上六味，以水一斗，煮取三升，去滓。温服一升，日再夜一服。

诸呕吐，谷不得下者，小半夏汤主之。(12)

呕吐，而病在膈上，后思水者，解，急与之。思水者，猪苓散主之。(13)

猪苓散方

猪苓　茯苓　白术各等分

上三味，杵为散。饮服方寸匕，日三服。

呕而脉弱，小便复利，身有微热，见厥者，难治，四逆汤主之。(14)

四逆汤方

附子（生用）一枚　干姜一两半　甘草二两（炙）

上三味，以水三升，煮取一升二合，去滓。分温再服。强人可大附子一枚、干姜三两。

呕而发热者，小柴胡汤主之。(15)

小柴胡汤方

柴胡半升　黄芩三两　人参三两　甘草三两　半夏半斤　生姜三两　大枣十二枚

上七味，以水一斗二升，煮取六升；去滓，再煎，取三升。温服一升，日三服。

胃反呕吐者，大半夏汤主之。(16)

大半夏汤方

半夏二升　人参三两　白蜜一升

上三味，以水一斗二升和蜜，扬之二百四十遍，煮药，取二升半。温服一升，余分，再服。

食已即吐者，大黄甘草汤主之。(17)

大黄甘草汤方

大黄四两　甘草一两

上二味，以水三升，煮取一升。分温再服。

胃反，吐而渴欲饮水者，茯苓泽泻汤主之。(18)

茯苓泽泻汤方

茯苓半斤　泽泻四两　甘草二两　桂枝二两　白术三两　生姜四两

上六味，以水一斗，煮取三升，内泽泻，再煮，取二升半。温服八合，日三服。

吐后，渴欲得水，而贪饮者，文蛤汤主之。兼主微

风，脉紧头痛。(19)

文蛤汤方

文蛤五两　麻黄三两　甘草三两　生姜三两　石膏五两　杏仁五十枚　大枣十二枚

上七味，以水六升，煮取二升。温服一升，汗出即愈。

干呕，吐逆，吐涎沫，半夏干姜散主之。(20)

半夏干姜散方

半夏　干姜等分

上二味，杵为散，取方寸匕，浆水一升半，煮取七合。顿服之。

病人胸中似喘不喘，似呕不呕，似哕不哕，彻心中愦愦然无奈者，生姜半夏汤主之。(21)

生姜半夏汤方

半夏半升　生姜汁一升

上二味，以水三升，煮半夏，取二升；内生姜汁，煮取一升半。小冷，分四服，日三夜一服；止，停后服。

干呕，哕，若手足厥者，橘皮汤主之。(22)

橘皮汤方

橘皮四两　生姜半斤

上二味，以水七升，煮取三升。温服一升，下咽即愈。

哕逆者，橘皮竹茹汤主之。(23)

橘皮竹茹汤方

橘皮二升　竹茹二升　大枣三十枚　人参一两

生姜半斤　甘草五两

上六味，以水一升，煮取三升。温服一升，日三服。

夫六腑气绝于外者，手足寒，上气，脚缩；五脏气绝于内者，利不禁，下甚者，手足不仁。(24)

下利，脉沉弦者，下重；脉大者，为未止；脉微弱数者，为欲自止，虽发热，不死。(25)

下利，手足厥冷，无脉者，灸之不温。若脉不还，反微喘者，死，少阴负趺阳者，为顺也。(26)

下利，有微热而渴，脉弱者，今自愈。(27)

下利，脉数，有微热，汗出，今自愈；设脉紧，为未解。(28)

下利，脉数而渴者，今自愈；设不差，必圊脓血，以有热故也。(29)

下利，脉反弦，发热身汗者，自愈。(30)

下利，气者，当利其小便。(31)

下利，寸脉反浮数，尺中自涩者，必脓血。(32)

下利清谷，不可攻其表，汗出必胀满。(33)

下利，脉沉而迟，其人面少赤，身有微热，下利清谷者，必郁冒。汗出而解，病人必微热。所以然者，其面戴阳，下虚故也。(34)

下利后脉绝，手足厥冷，晬时脉还，手足温者生，脉不还者死。(35)

下利，腹胀满，身体疼痛者，先温其里，乃攻其表。温里宜四逆汤，攻表宜桂枝汤。(36)

桂枝汤方

桂枝三两（去皮）　芍药三两　甘草二两（炙）　生姜三两　大枣十二枚

上五味，㕮咀，以水七升，微火煮取三升，去滓。适寒温服一升。服已须臾，啜稀粥一升，以助药力；温覆令一时许，遍身染染似有汗者，益佳，不可令如水淋漓。若一服汗出，病差，停后服。

下利，三部脉皆平，按之心下坚者，急下之，宜大承气汤。(37)

下利，脉迟而滑者，实也，利未欲止，急下之，宜大承气汤。(38)

下利，脉反滑者，当有所去，下乃愈，宜大承气汤。(39)

下利已差，至其年月日时复发者，以病不尽故也，当下之，宜大承气汤。(40)

下利，谵语者，有燥屎也，小承气汤主之。(41)

小承气汤方

大黄四两　厚朴二两（炙）　枳实大者三枚（炙）

上三味，以水四升，煮取一升二合，去滓。分温二服，得利则止。

下利，便脓血者，桃花汤主之。(42)

桃花汤方

赤石脂一斤（一半剉，一半筛末） 干姜一两

粳米一升

上三味，以水七升，煮米令熟，去滓，温服七合，纳赤石脂末方寸匕。日三服；若一服愈，余勿服。

热利下重者，白头翁汤主之。(43)

白头翁汤方

白头翁二两 黄连 黄柏 秦皮各三两

上四味，以水七升，煮取二升，去滓。温服一升；不愈，更服。

下利后更烦，按之心下濡者，为虚烦也，栀子豉汤主之。(44)

栀子豉汤方

栀子十四枚 香豉四合（绵裹）

上二味，以水四升，先煮栀子，得二升半，内豉，煮取一升半，去滓，分二服，温进一服，得吐则止。

下利清谷，里寒外热，汗出而厥者，通脉四逆汤主之。(45)

通脉四逆汤方

附子大者一枚（生用）　干姜三两（强人可四两）　甘草二两（炙）

上三味，以水三升，煮取一升二合，去滓。分温再服。

下利，肺痛，紫参汤主之。(46)

紫参汤方

紫参半斤　甘草三两

上二味，以水五升，先煮紫参，取二升；内甘草，煮取一升半。分温三服。

气利，诃梨勒散主之。(47)

诃梨勒散方

诃梨勒十枚（煨）

上一味，为散。粥饮和，顿服。

附方

《千金翼》小承气汤　治大便不通，哕数谵语。方见上。

《外台》黄芩汤　治干呕，下利。

　　黄芩　人参　干姜各二两（"二两"，有本作"三两"）

　　桂枝一两　大枣十二枚　半夏半升

　　上六味，以水七升，煮取三升。温分三服。

疮痈肠痈浸淫病脉证并治第十八

诸浮数脉，应当发热，而反洒淅恶寒，若有痛处，当发其痈。(1)

师曰：诸痈肿，欲知有脓、无脓，以手掩肿上，热者为有脓，不热者为无脓。(2)

肠痈之为病，其身甲错，腹皮急，按之濡，如肿状，腹无积聚，身无热，脉数。此为肠内有痈脓，薏苡附子败酱散主之。(3)

薏苡附子败酱散方

薏苡仁十分　附子二分　败酱五分

上三味，杵为末，取方寸匕，以水二升，煎减半。顿服，小便当下。

肠痈者，少腹肿痞，按之即痛如淋，小便自调，时时发热，自汗出，复恶寒。其脉沉紧者，脓未成，可下之，当有血；脉洪数者，脓已成，不可下也。大黄牡丹汤主之。(4)

大黄牡丹汤方

大黄四两　牡丹一两　桃仁五十个　瓜子半升　芒硝三合

上五味，以水六升，煮取一升，去滓；内芒硝，再煎沸。顿服之，有脓当下；如无脓，当下血。

问曰：寸口脉浮微而涩，法当亡血，若汗出。设不汗者云何？若答曰：若身有疮，被刀斧所伤，亡血故也。(5)

病金疮，王不留行散主之。(6)

王不留行散方

王不留行十分（八月八日采）　蒴藋细叶十分（七月七日采）　桑东南根白皮十分（三月三日采）　甘草十八分　川椒三分（除目及闭口者，去汗）　黄芩二分　干姜二分　厚朴二分　芍药二分

上九味，桑根皮以上三味，烧灰存性，勿令灰过；各别杵筛，合治之为散，服方寸匕，小疮即粉之，大疮但服之，产后亦可服。如风寒，

桑东根勿取之。前三物，皆阴干百日。

排脓散方

枳实十六枚　芍药六分　桔梗二分

上三味，杵为散，取鸡子黄一枚，以药散与鸡黄相等，揉和令相得。饮和服之，日一服。

排脓汤方

甘草二两　桔梗三两　生姜一两　大枣十枚

上四味，以水三升，煮取一升。温服五合，日再服。

浸淫疮，从口流向四肢者，可治；从四肢流来入口者，不可治。(7)

浸淫疮，黄连粉主之(方未见)。(8)

趺蹶手指臂肿转筋阴狐疝
蚘虫病脉证治第十九

师曰：病趺蹶，其人但能前，不能却。刺腨，入二寸，此太阳经伤也。(1)

病人常以手指臂肿动，此人身体瞤瞤者，藜芦甘草汤主之。(2)

藜芦甘草汤方　方未见。

转筋之为病，其人臂脚直，脉上下行，微弦。转筋入腹者，鸡屎白散主之。(3)

鸡屎白散方

　　鸡屎白

　　上一味，为散，取方寸匕，以水六合，和，
　　温服。

阴狐疝气者，偏有大小，时上时下，蜘蛛散主之。(4)

蜘蛛散方

蜘蛛十四枚（熬焦）　桂枝半两

上二味，为散，取八分一匕，饮和服，日再服，蜜丸亦可。

问曰：病腹痛有虫，其脉何以别之？师曰：腹中痛，其脉当沉，若弦反洪大，故有蛔虫。（5）

蛔虫之为病，令人吐涎，心痛发作有时，毒药不止，甘草粉蜜汤主之。（6）

甘草粉蜜汤方

甘草二两　粉一两　蜜四两

上三味，以水三升，先煮甘草，取二升，去滓，内粉、蜜，搅令和，煎如薄粥，温服一升，差即止。

蛔厥者，当吐蛔，令病者静而复时烦，此为脏寒，蛔上入膈，故烦；须臾复止，得食而呕，又烦者，蛔闻食臭出，其人当自吐蛔。（7）

蛔厥者，乌梅丸主之。（8）

乌梅丸方

乌梅三百个　细辛六两（炮）　干姜十两　黄连一斤
当归四两　附子六两（炮）　川椒四两（去汗）　桂
枝六两　人参　黄柏各六两

上十味，异捣筛，合治之，以苦酒（即酸醋）
渍乌梅一宿，去核，蒸之五斗米下，饭熟，捣
成泥，和药令相得，内臼中，与蜜，杵二千
下，丸如梧子大，先食，饮服十丸，日三服，
稍加至二十丸。禁生、冷、滑、臭等食。

妇人妊娠病脉证治第二十

师曰：妇人得平脉，阴脉小弱，其人渴，不能食，无寒热，名妊娠，桂枝汤主之。于法六十日，当有此证。设有医治逆者，却一月加；吐下者，则绝之。(1)

妇人宿有癥病，经断未及三月，而得漏下不止，胎动在脐上者，为癥痼害。妊娠六月动者，前三月经水利时，胎也；下血者，后断三月，衃也。所以血不止者，其癥不去故也，当下其癥，桂枝茯苓丸主之。(2)

桂枝茯苓丸主之方

桂枝　茯苓　牡丹（去心）　芍药　桃仁（去皮尖，熬）各等分

上五味，末之，炼蜜和丸，如兔屎大。每日食前服一丸。不知，加至三丸。

妇人怀娠六七月，脉弦发热，其胎愈胀，腹痛恶寒者，少腹如扇，所以然者，子脏开故也，当以附子汤温其脏。(3)

师曰：妇人有漏下者，有半产后因续下血都不绝者，有妊娠下血者，假令妊娠腹中痛，为胞阻，胶艾汤主之。(4)

芎归胶艾汤方

川芎　阿胶　甘草_{各二两}　艾叶　当归_{各三两}

芍药_{四两}　干地黄_{四两}

上七味，以水五升，清酒三升，合，煮取三升，去滓；内胶，令消尽。温服一升，日三服。不差，更作。

妇人怀妊，腹中㽲痛，当归芍药散主之。(5)

当归芍药散方

当归_{三两}　芍药_{一斤}　川芎_{半斤}　茯苓_{四两}　白术_{四两}　泽泻_{半斤}

上六味，杵为散，取方寸匕，酒和，日三服。

妊娠呕吐不止，干姜人参半夏丸主之。(6)

干姜人参半夏丸方

干姜　人参_{各一两}　半夏_{二两}

上三味，末之，以生姜汁糊为丸，如梧桐子

大。饮服十丸，日三服。

妊娠，小便难，饮食如故，当归贝母苦参丸主之。(7)

当归贝母苦参丸方

当归　贝母　苦参各四两

上三味，末之，炼蜜丸如小豆大。饮服三丸，加至十丸。

妊娠有水气，身重，小便不利，洒淅恶寒，起即头眩，葵子茯苓散主之。(8)

葵子茯苓散方

葵子一斤　茯苓三两

上二味，杵为散，饮服方寸匕，日三服，小便利则愈。

妇人妊娠，宜常服当归散主之。(9)

当归散方

当归　黄芩　芍药　川芎各一斤　白术半斤

上五味，杵为散，酒饮服方寸匕，日再服，妊娠常服即易产，胎无疾苦。产后百病悉主之。

妊娠养胎，白术散主之。(10)

白术散方

白术　川芎　蜀椒三分（去汗）　牡蛎二分

上四味，杵为散，酒服一钱匕，日三服，夜一服。但苦痛，加芍药；心下毒痛，倍加川芎；心烦吐痛，不能食饮，加细辛一两，半夏大者二十枚。服之后，更以醋浆水服之。若呕，以醋浆水服之；复不解者，小麦汁服之。已后渴者，大麦粥服之。病虽愈，服之勿置。

妇人伤胎，怀身服满，不得小便，从腰以下重，如有水气状，怀身七月，太阴当养不养，此心气实，当刺泻劳宫及关元，小便微利则愈。(11)

妇人产后病脉证治第二十一

问曰：新产妇人有三病，一者病痉，二者病郁冒，三者大便难，何谓也？师曰：新产血虚，多汗出，喜中风，故令病痉；亡血复汗，寒多，故令郁冒；亡津液，胃燥，故大便难。(1)

产妇郁冒，其脉微弱，呕不能食，大便反坚，但头汗出。所以然者，血虚而厥，厥而必冒。冒家欲解，必大汗出。以血虚下厥，孤阳上出，故头汗出。所以产妇喜汗出者，亡阴血虚，阳气独盛，故当汗出，阴阳乃复。大便坚，呕不能食，小柴胡汤主之。(2)

病解能食，七八日更发热者，此为胃实，大承气汤主之。(3)

产后，腹中疗痛，当归生姜羊肉汤主之；并治腹中寒疝，虚劳不足。(4)

产后腹痛，烦满不得卧，枳实芍药散主之。(5)

枳实芍药散方

枳实（烧令黑，勿太过）　芍药等分

上二味，杵为散。服方寸匕，日三服，并主痈
脓，以麦粥下之。

师曰：产妇腹痛，法当以枳实芍药散，假令不愈
者，此为腹中有干血着脐下，宜下瘀血汤主之；亦主经
水不利。(6)

下瘀血汤方

大黄二两　桃仁二十枚　䗪虫二十枚（熬，去足）

上三味，末之，炼蜜和为四丸，以酒一升，煎
一丸，取八合。顿服之。新血下如豚肝。

产后七八日，无太阳证，少腹坚痛，此恶露不尽；
不大便，烦躁发热，切脉微实，再倍发热，日晡时烦躁
者，不食，食则谵语，至夜即愈，宜大承气汤主之。热
在里，结在膀胱也。(7)

产后风续之数十日不解，头微痛，恶寒，时时有
热，心下闷，干呕，汗出。虽久，阳旦证续在耳，可与
阳旦汤。(8)

产后中风，发热，面正赤，喘而头痛，竹叶汤主
之。(9)

竹叶汤方

竹叶一把　葛根三两　防风　桔梗　桂枝　人参　甘草各一两　附子一枚（炮）　大枣十五枚　生姜五两

上十味，以水一斗，煮取二升半。分温三服，温覆使汗出。颈项强，用大附子一枚，破之如豆大，煎药扬去沫。呕者，加半夏半升、洗。

妇人乳，中虚，烦乱呕逆。安中益气，竹皮大丸主之。（10）

竹皮大丸方

生竹茹二分　石膏二分　桂枝一分　甘草七分　白薇一分

上五味，末之，枣肉和丸弹子大。以饮服一丸，日三夜二服。有热者，倍白薇，烦喘者，加柏实一分。

产后下利，虚极，白头翁加甘草阿胶汤主之。（11）

白头翁加甘草阿胶汤方

白头翁　甘草　阿胶各二两　秦皮　黄连

柏皮各三两

上六味，以水七升，煮取二升半，内胶令消尽。分温三服。

附方

《千金》三物黄芩汤　治妇人在草蓐，自发露得风，四肢苦烦热。头痛者，与小柴胡汤；头不痛，但烦者，此汤主之。

黄芩一两　苦参二两　干地黄四两

上三味，以水八升，煮取二升。温服一升，多吐下虫。

《千金》内补当归建中汤　治妇人产后虚羸不足，腹中刺痛不止，吸吸少气；或苦少腹中急，摩痛引腰背，不能食饮。产后一月，日得服四五剂为善，令人强壮宜。

当归四两　桂枝三两　芍药六两　生姜三两　甘草二两　大枣十二枚

上六味，以水一斗，煮取三升。分温三服，一日令尽。若大虚，加饴糖六两，汤成内之，于火上暖令饴消；若去血过多，崩伤、内衄不止，加地黄六两、阿胶二两，合八味，汤成，内阿胶。若无当归，以川芎代之；若无生姜，以干姜代之。

妇人杂病脉证并治第二十二

妇人中风七八日，续来寒热，发作有时，经水适断，此为热入血室，其血必结，故使如疟状，发作有时，小柴胡汤主之。(1)

妇人伤寒，发热，经水适来，昼日明了，暮则谵语，如见鬼状者，此为热入血室，治之无犯胃气及上二焦，必自愈。(2)

妇人中风，发热恶寒，经水适来，得之七八日，热除脉迟，身凉和，胸胁满，如结胸状，谵语者，此为热入血室也。当刺期门，随其实而取之。(3)

阳明病，下血谵语者，此为热入血室，但头汗出，当刺期门，随其实而泻之，濈然汗出者，愈。(4)

妇人咽中如有炙脔，半夏厚朴汤主之。(5)

半夏厚朴汤方

半夏一升　厚朴三两　茯苓四两　生姜五两　干苏叶二两

上五味，以水七升，煮取四升。分温四服，日三夜一服。

妇人脏躁，喜悲伤，欲哭，象如神灵所作，数欠伸，甘麦大枣汤主之。(6)

甘麦大枣汤方

甘草三两　小麦一升　大枣十枚

上三味，以水六升，煮取三升，温分三服。亦补脾气。

妇人吐涎沫，医反下之，心下即痞。当先治其吐涎沫，小青龙汤主之；涎沫止，乃治痞，泻心汤主之。(7)

妇人之病，因虚、积冷、结气，为诸经水断绝，至有历年，血寒积结胞门。寒伤经络，凝坚。在上，呕吐涎唾，久成肺痈。形体损分。在中盘结，绕脐寒疝；或两胁疼痛，与脏相连；或结热中，痛在关元。脉数无疮，肌若鱼鳞，时着男子，非止女身。在下未多，经候不匀，令阴掣痛，少腹恶寒；或引腰脊，下根气街，气冲急痛，膝胫疼烦。奄忽眩冒，状如厥癫；或有忧惨，悲伤多嗔。此皆带下，非有鬼神。久则羸瘦，脉虚多寒；三十六病，千变万端；审脉阴阳，虚实紧弦；行其针药，治危得安；其虽

同病，脉各异源；子当辨记，勿谓不然。(8)

问曰：妇人年五十所，病下利，数十日不止，暮即发热，少腹里急，腹满，手掌烦热，唇口干燥，何也？师曰：此病属带下。何以故？曾经半产，瘀血在少腹不去。何以知之？其证唇口干燥，故知之。当以温经汤主之。(9)

温经汤方

吴茱萸 三两　　当归 二两　　川芎 二两　　芍药 二两

人参 二两　　桂枝 二两　　阿胶 二两　　生姜 二两　　牡丹皮（去心）二两　　甘草 二两　　半夏 半升　　麦门冬一升（去心）

上十二味，以水一斗，煮取三升。分温三服。亦主妇人少腹寒，久不受胎；兼取崩中去血，或月水来过多，及至期不来。

带下经水不利，少腹满痛，经一月再见者，土瓜根散主之。(10)

土瓜根散方

土瓜根　　芍药　　桂枝　　䗪虫 各三两

上四味，杵为散。酒服方寸匕，日三服

寸口脉弦而大，弦则为减，大则为芤；减则为寒，芤则为虚；寒虚相搏，此名曰革。妇人则半产漏下，旋覆花汤主之。(11)

旋覆花汤方

旋覆花三两　葱十四茎　新降少许

上三味，以水三升，煮取一升。顿服之。

妇人陷经，漏下，黑不解，胶姜汤主之。(12)

妇人少腹满，如敦状，小便微难而不渴，生后者，此为水与血俱结在血室也，大黄甘遂汤主之。(13)

大黄甘遂汤方

大黄四两　甘遂二两　阿胶二两

上三味，以水三升，煮取一升。顿服之，其血当下

妇人经水不利下，抵当汤主之。(14)

抵当汤方

水蛭三十个（熬）　　虻虫三十枚（熬，去翅足）　　桃

仁二十个（去皮尖）　大黄三两（酒浸）

上四味，为末，以水五升，煮取三升，去滓。温服一升。

妇人经水闭、不利，脏坚癖不止，中有干血，下白物，矾石丸主之。(15)

矾石丸方

矾石三分（烧）　杏仁一分

上二味，末之，炼蜜和丸枣核大。内脏中，剧者再内之。

妇人六十二种风，及腹中血气刺痛，红蓝花酒主之。(16)

红蓝花酒方

红蓝花一两

上一味，以酒一大升，煎减半。顿服一半，未止，再服。

妇人腹中诸疾痛，当归芍药散主之。(17)

妇人腹中痛，小建中汤主之。(18)

问曰：妇人病，饮食如故，烦热不得卧，而反倚息者，何也？师曰：此名转胞，不得溺也，以胞系了戾，故致此病，但利小便则愈，宜肾气丸主之。(19)

肾气丸方

干地黄八两　薯蓣四两　山茱萸四两　泽泻三两
茯苓三两　牡丹皮三两　桂枝　附子(炮)各一两

上八味，末之。炼蜜和丸梧子大。酒下十五丸，加至二十五丸，日再服。

妇人阴寒，温阴中，坐药，蛇床子散主之。(20)

蛇床子散方

蛇床子仁

上一味，末之，以白粉少许，和令相许，和令相得，如枣大。绵裹内之，自然温。

少阴脉滑而数者，阴中即生疮。阴中蚀疮烂者，狼牙汤洗之。(21)

狼牙汤方

狼牙三两

上一味，以水四升，煮取半升。以棉缠筋如

茧，浸汤沥阴中，日四遍。

胃气下泄，阴吹而正喧，此谷气之实也，膏发煎导之。(22)

小儿疳虫蚀齿方 　（疑非仲景方）。

雄黄　葶苈

上二味，末之，取腊月猪脂熔，以槐枝绵裹头四五枚，点药烙之。

杂疗方第二十三

退五脏虚热（**四时加减柴胡饮**子方），冬三月加柴胡八分　白术八分　陈皮五分　大腹槟榔四枚（并皮子用），生姜五分　桔梗七分　春三月加枳实，减白术共六味。夏三月加生姜三分　枳实五分，甘草三分，共八味，秋三月加陈皮三分，共六味，上各㕮咀，分为三贴，一贴以水三升，煮取二升。分温三服，如人行四五里，进一服。如四体壅，添甘草少许，每贴分作三小贴，每小贴以水一升，煮取七合，温服，再合滓为一服，重煮，都成四服。

长服诃梨勒丸方

诃梨勒　陈皮　厚朴各三两　　上三味，末之，炼蜜丸如梧子大。酒饮服二十丸，加至三十丸。

三物备急丸方

大黄一两　干姜一两　巴豆一两　（去皮皮心，

熬），外研如脂，上药各须精新，先捣大黄、干姜为末，研巴豆；内中合治一千杵，用为散，蜜和丸亦佳，密器中贮之，莫令歇。

主心腹诸卒暴百病，若中恶客忤，心腹胀满，卒痛如锥刺，气急口噤，停尸卒死者，以暖水若酒，服大豆许三四丸；或不下，捧头起，灌，令下咽。须臾当差。如未差，更与三丸。当腹中鸣，即吐下便差。若口噤，亦须折齿灌之。

治伤寒，令愈不复（紫石寒食散）方

紫石英　白石英　赤石脂　钟乳（碓炼）　栝楼根　防风　桔梗　文蛤　鬼臼各十分　太一余粮十分（烧）　干姜　附子（炮，去皮）　桂枝（去各四分　上十三味，杵为散。酒服方寸匕。

救卒死方

薤，捣汁灌鼻中。又方：雄鸡冠，割取血，管吹内鼻中。猪脂如鸡子大，苦酒一升，煮沸，灌喉中，鸡肝及血涂面上，以灰围四旁，立起。大豆二十七粒，以鸡子白并酒和，尽以吞之。

救卒死而目热者方

矾石_{半斤}，以水一斗半，煮消，以渍脚，令没踝。

救卒死而目膀方

骑牛临面，捣薤汁灌耳中，吹皂荚末鼻中，立效。

救卒死而张口反折者方

灸手足两爪后，十四壮了，饮以五毒诸膏散。

救卒死而四肢不收失便者方

马屎_{一升}　水_{三斗}　煮取_{二斗}　以洗之。又取牛洞（稀粪也）一升，温酒灌口中。灸心下一寸、脐上三寸、脐下四寸各一百壮，差。

救小儿卒死而吐利不知是何病方

狗屎一丸，绞取汁，以灌之。无湿者，水煮干者，取汁。

治尸蹶方

尸蹶脉动而无气，气闭不通，故静而死也。治方：菖蒲屑，内鼻两孔中，吹之；今人以桂屑着舌下。又方：剔取左角发方寸，烧末，酒和，灌令入喉，立起。

救卒死客忤死还魂汤主之方：麻黄三两（去节一方四两）　杏仁（去皮尖）七十个　甘草一两（炙）

上三味，以水八升，煮取三升，去滓。分令咽之，通治诸感忤。又方：

韭根一把　乌梅二十七个　吴茱萸半升（炒）　上三味，以水一斗煮之，以病人栉，内中三沸，栉浮者生；沉者死。煮取三升，去滓，分饮之。

救自缢死方

救自缢死，旦至暮，虽已冷，必可治；暮至旦，小难也。恐此当言阴气盛故也。然夏时夜短于昼，又热，犹应可治。又云：心下若微温者，一日以上，犹可治之。方：徐徐抱解，不得截绳，上下安被卧之；一人以脚踏其两肩，手少挽其发，常弦弦勿纵之；一人以手按据胸上，数动之；一人摩捋臂胫屈伸之，若已僵，但渐渐强屈之，并按其腹。如此一炊顷，气从口出，呼吸眼开，而犹引按莫置，亦勿苦劳之。须臾，可少桂汤及粥清含与之，令濡喉，渐渐能咽。乃稍止，若向令两人以管吹其两耳，弥好。此法最善，无不活者。

疗中暍方

凡中暍死，不可使得冷，得冷便死，疗之方：屈草带，绕暍人脐，使三两人溺其中，令温。亦可用热泥和屈草，亦可扣瓦椀底按及车缸，以着暍人，取令溺，须得流去。此谓道路穷卒无汤，当令溺其中，欲使多人溺，取令温。若有汤便可与之，不可泥及车缸，恐此物冷。暍既在夏月，得热泥土、暖车缸，亦可用也。

救溺死方

取灶中灰两石余，以埋人，从头至足。水出七孔，即活。上疗自缢、溺、喝之法，并出自张仲景为之，其意殊绝，殆非常情所及、本草所能关，实救人之大术矣。伤寒家数有喝病，非此遇热之喝。见《外台》《肘后》目。

治马坠及一切筋骨损方　见《肘后方》

大黄一两（切浸汤成下）　绯帛（如手大烧灰）乱发（如鸡子大烧灰用）　久用炊单布一尺烧灰　败蒲一握三寸　桃仁四十九个，去皮尖熬　甘草如中指节（炙）　剉上七味，以童子小便量多少煎汤成，内酒一大盏，次下大黄，去滓。分温三服。先剉败蒲席半领，煎汤浴，衣被盖覆。斯须，通利数行，痛楚立差。利及浴水赤，勿怪，即瘀血也。

禽兽鱼虫禁忌并治第二十四

凡饮食滋味，以养于生，食之有妨，反能为害。自非服药炼液，焉能不饮食乎？切见时人，不闲调摄，疾疢竞起，若不因食而生。苟全其生，须知切忌者矣。所食之味，有与病相宜，有与身相害，若得宜则益体，害则成疾。以此致危，例皆难疗。凡煮药饮汁以解毒者，虽云救急，不可热饮，诸毒病得热更甚，宜冷饮之。

肝病禁辛，心病禁咸，脾病禁酸，肺病禁苦，肾病禁甘。春不食肝，夏不食心，秋不食肺，冬不食肾，四季不食脾。辨曰：春不食肝者，为肝气旺，脾气败，若食肝则又补肝，脾气败尤甚，不可救；又肝旺之时，不可以死气入肝，恐伤魂也。若非旺时即虚，以肝补之佳。余脏准此。

凡肝脏，自不可轻啖，自死者弥甚。凡心皆为神识所舍，勿食之，使人来生复其报对矣。

凡肉及肝，落地不着尘土者，不可食之。猪肉落水浮者，不可食。诸肉及鱼，若狗不食、鸟不啄者，不可食。

诸肉不干，火炙不动，见水自动者，不可食之。肉中有如米点者，不可食之。六畜肉热血不断者，不可食之。父母及身本命肉，食之，令人神魂不安。食肥肉及热羹，不得饮冷水。诸五脏及鱼，投地尘土不污者，不可食之。

秽饭、馁肉、臭鱼，食之皆伤人。自死肉，口闭者，不可食之。

六畜自死，皆疫死，则有毒，不可食之。兽自死，北首及伏地者，食之杀人。食生肉，饱饮乳，变成白虫（一作血蛊）。疫死牛肉，食之令病洞下，亦致坚积，宜利药下之。脯藏米瓮中，有毒，及经夏食之，发肾病。

治（食）自死六畜肉中毒方

黄柏屑，捣，服方寸匕。

治食郁肉漏脯中毒方

郁肉，密器盖之，隔宿者是也。漏脯，茅屋漏下，沾着者是也。烧犬屎，酒服方寸匕；每服人乳汁，亦良。饮生韭汁三升，亦得。

治黍米中藏干脯，食之中毒方

大豆浓煮汁，饮数升，即解。亦治诸（"诸"
原作"狸"）肉、漏脯等毒。

治食生肉中毒方

掘地深三尺，取其下土三升，以水五升煮数
沸，澄清汁。饮一升，即愈。

治（食）六畜鸟兽肝中毒方

水浸豆豉，绞取汁，服数升，愈。

马脚无夜眼者，不可食之。食酸马肉，不饮
酒，则杀人。马肉不可热食，伤人心。马鞍下
肉，食之杀人。白马黑头者，不可食之。白马
青蹄者，不可食之。马肉、豚肉共食，饱醉
卧，大忌。驴、马肉合猪肉食之，成霍乱。马
肝及毛，不可妄食，中毒害人。

治马肝毒中人未死方

雄鼠屎二七粒，末之，水和服，日再服。屎尖者
是。又方：

人垢，取方寸匕，服之佳。

治食马肉中毒欲死方

香豉二两　杏仁三两

上二味，蒸一食顷熟，杵之服，日再服。又
方：煮芦根汁，饮之良。

疫死牛，或目赤，或黄，食之大忌。牛肉共猪肉
食之，必作寸白虫。青牛肠，不可合犬肉食之。
牛肺从三月至五月，其中有虫如马尾，割去勿
食，食则损人。牛、羊、猪肉，皆不得以椿木、
桑木蒸炙，食之令人腹内生虫。啖蛇牛肉杀人，
何以知之？啖蛇者，毛发向后顺者，是也。

治瞰蛇牛肉食之欲死方

饮人乳汁一升，立愈。又方：以泔洗头。饮一
升，愈。牛肚细切，以水一斗，煮取一升。暖
饮之。大汗出者，愈。

治食牛肉中毒方

甘草煮汁饮之，即解。

羊肉其有宿热者，不可食之。羊肉不可共生鱼酪
食之，害人。羊蹄甲中有珠子白者，名羊悬筋，
食之令人癫。白羊黑头，食其脑，作肠痈。羊肝
共生椒食之，破人五脏。猪肉共羊肝和食之，令
人心闷。猪肉以生胡荽同食，烂人脐。猪脂不可
合梅子食之。猪肉和葵食之，少气。鹿人（肉）
不可和蒲白作羹，食之发恶疮。麋脂及梅、李
子，若妊妇食之，令子青盲，男子伤精。獐肉不
可合虾及生菜、梅、李果食之；皆病人。瘕疾
人，不可食熊肉，令终身不愈。

白犬自死，不出舌者，食之害人。食狗鼠余，
令人发瘘疮。

治食犬肉不消成病方

治食犬肉不消，心下坚，或腹胀，口干大渴，
心急发热，妄语如狂，或洞下方：杏仁一升
（合皮熟研用）以沸汤三升，和，取汁，分三
服。利下肉片，大验。

妇人妊娠，不可食兔肉、山羊肉及鳖、鸡、
鸭，令子无声音。兔肉不可合白鸡肉食之，令

人面发黄。兔肉着干姜食之，成霍乱。凡鸟自死，口不闭，翅不合者，不可食之。诸禽肉，肝青者，食之杀人。鸡有六翮四距者，不可食之。乌鸡白首者，不可食之。鸡不可共葫蒜食之，滞气（一云鸡子）；山鸡不可合鸟兽肉食之。雉肉久食之，令人瘦。鸭卵不可合鳖肉食之。妇人妊娠食雀肉，令子淫乱无耻。雀肉不可合李子食之。燕肉勿食，入水为蛟龙所唉。

治食鸟兽中箭肉毒方

鸟兽有中毒箭死者，其肉有毒，解之方：大豆煮汁及盐汁，服之解。鱼头正白，如连珠至脊上，食之杀人。鱼头无腮者，不可食之，杀人。

鱼无肠胆者，不可食之，三年阴不起，女子绝生。鱼头似有角者，不可食之。鱼目合者，不可食之。六甲日，勿食鳞甲之物。鱼不可合鸡肉食之。鱼不得合鸬鹚肉食之。鲤鱼鲊，不可合小豆藿食之，其子不可合猪肝食之，害人。鲤鱼不可合犬肉食之。鲤鱼不可合猴、雉肉食之。一云不可合猪肝食。鲵鱼合鹿肉生食，令人筋甲缩。青鱼鲊，不可合生葫荽及生葵，并麦中食之。鳅、鳝不可合白犬血食之。龟肉不可合酒、果子食之。鳖目凹陷者，及厌下有王字形者，不可食之。其肉不得合鸡、鸭子食之。龟、鳖肉不可合苋菜食之。虾无须，及腹下通黑，煮之反白者，不可食之。食脍，饮乳酪，令人腹中生虫为瘕。

治食鲙不化成癥病方

鲙食之，在心胸间不化，吐复不出，速下除之，久成癥病，治之方：橘皮一两　大黄二两朴硝二两，上三味，以水一大升，煮至小升，顿服即消。

食鲙多不消，结为癥病，治之方

马鞭草，上一味，捣汁饮之。或以姜叶汁，饮之一升，亦消。又可服吐药吐之。

食鱼后食毒，两种烦乱，治之方

（"食毒"。《千金》作"中毒"，两种作

"面肿")

橘皮

浓煎汁服之，即解。

食鲙鲙鱼中毒方

芦根

煮汁，服之即解。

蟹目相向，足斑目赤者，不可食之。

食蟹中毒治之方

紫苏

煮汁，饮之三升。紫苏子，捣汁饮之，亦良。

又方：冬瓜汁，饮二升，食冬瓜亦可。

凡蟹未遇霜，多毒。其熟者乃可食之。蜘蛛落食中，有毒，勿食之。凡蜂、蝇、虫、蚁等多集食上，食之致瘘。

果实菜谷禁忌并治第二十五

果子生食，生疮。果子落地经宿，虫蚁食之者，人大忌食之。生米停留多日，有损处，食之伤人。桃子多食，令人热；仍不得入水浴，令人病淋沥，寒热病。

杏酪不熟，伤人。梅多食，坏人齿。李不可多食，令人胪胀。林檎不可多食，令人百脉弱。

橘、柚多食，令人口爽，不知五味。梨不可多食，令人寒中，金疮、产妇亦不宜食。

樱桃、杏多食，伤筋骨。安石榴不可多食，损人肺。胡桃不可多食，令人动痰饮。生枣多食，令人热渴气胀。寒热羸瘦者，弥不可食，伤人。

食诸果中毒治之方

猪骨烧过　上一味，末之。水服方寸匕。亦治马肝、漏脯等毒。

木耳赤色，及仰生者，勿食。菌仰卷及赤色者，不可食。

食诸菌中毒，闷乱欲死，治之方

人粪汁，饮一升。土浆，饮一二升。大豆浓煮汁，饮之。服诸吐利药。并解。**食枫柱菌而哭不止，治之以前方。**

误食野芋，烦毒欲死，治之以前方。

蜀椒闭口者有毒。误食之，

戟人咽喉，气病欲绝，或吐下白沫，身体痹冷，急治之方。

肉桂煎汁饮之，多饮冷水一二升，或食蒜，或饮地浆，或浓煮豉汁饮之，并解。

正月勿食生葱，令人面生游风。二月勿食蓼，伤人肾。三月勿食小蒜，伤人志性。四月、八月勿食胡荽、伤人神。五月勿食韭，令人乏气力。五月五日勿食一切生菜，发百病。

六月、七月勿食茱萸，伤神气。八月、九月勿食姜，伤人神。十月勿食椒，损人心，伤心脉。

十一月、十二月勿食薤，令人多涕唾。四季勿食生葵，令人饮食不化，发百病。非但食中，药中皆不可用，深宜慎之。时病差，未健，食生菜，手足必肿。夜食生菜，不利人。十月勿食被霜生菜，令人面无光，目涩，心痛，腰疼，或发心疟。疟发时，手足十指爪皆青，困委。葱、韭初生芽者，食之伤人心气。

饮白酒，食生韭，令人病增。生葱不可共蜜食之，杀人。独颗蒜弥忌。枣和生葱食之，令人病。生葱和雄鸡、雉、白犬肉食之，令人七窍经年流血。食糖、蜜后四日内食生葱、韭，令人心痛。夜食诸姜、蒜、葱等，伤人心。芜菁根多食，令人气胀。薤不可共牛肉作羹，食之成瘕病，韭亦然。蕈多食，动痔疾。

野苣不可同蜜食之，作内痔。白苣不可共酪同食，作虫。黄瓜食之，发热病。葵心不可食，伤人，叶尤冷，黄背赤茎者，勿食之。胡荽久食之，令人多忘。病人不可食胡荽及黄花菜，芋不可多食，动病。妊妇食姜，令子余指。蓼多食，发心痛。蓼和生鱼食之，令人夺气，阴咳疼痛。芥菜不可共兔肉食之，成恶邪病。小蒜多食，伤人心力。

食躁或躁方

豉浓煮汁饮之。

误食钩吻杀人解之方

钩吻与芹菜相似，误食之杀人。解之方荠苨_{八两}，上一味，水_{六升}，煮取二升，分温二服。

治误食水莨菪中毒方

菜中有水莨菪，叶圆丽光，有毒。误食之，令人狂乱，状如中风，或吐血，治之方：甘草煮汁，服之。即解。

治食芹菜中龙精毒方

（原缺）春秋二时，龙带精入芹菜中，人偶食之为病。发时手青腹满，痛不可忍，名蛟龙病，治之方：硬糖二三斤，上一味，日两度服之，吐出如蜥蜴三五枚，差。

食苦瓠中毒治之方

黎穰煮汁，数服之，解。

扁豆，寒热者不可食之。久食小豆，令人枯燥。食大豆屑，忌啖猪肉。大麦久食。令人作癣。白黍米不可同饴、蜜食，亦不可合葵食之。荍（荞）麦面多食之，令人发落。盐多食，伤人肺。食冷物，冰人齿。食热物，勿饮冷水。

饮酒，食生苍耳，令人心痛。夏月大醉，汗流，不得冷水洗着身，及使扇，即成病。饮酒，大忌灸腹背，令人肠结。醉后勿饱食，发寒热。饮酒食猪肉，卧秫稻穰中则发黄。食饴，多饮酒，大忌。凡水及酒，照见人影动者，不可饮之，醋和酪食之，令人血瘕。食白米粥，勿食生苍耳，成走疰。食甜粥已，食盐即吐。犀角筋搅饮食，沫出及浇地坟起者，食之杀人。

饮食中毒，烦满，治之方

苦参三两，苦酒一升半　上二味，煮三沸，三上三下，服之，吐食出，即差。或以水煮亦得。又方：犀角汤亦佳。

贪食、食多不消，心腹坚满痛，治之方

盐一升　水三升，上二味，煮令盐消，分三服，当吐出食，便差。

矾石，生入腹，破人心肝，亦禁水。商陆，以水服，杀人。亭苈子傅头疮，药成入脑，杀人。水银入人耳，及六畜等，皆死。以金银着耳边，水银则吐。苦练无子者，杀人。凡诸毒，多是假毒以投，不知时，宜煮甘草、荠苨汁饮之，通除诸毒药。